DERMATOLOGIE

Evreux. — BERNAUDIN, imprimeur, rue Ferrée, 10.

DERMATOLOGIE

HYGIÈNE ET THÉRAPEUTIQUE

DES

AFFECTIONS DE LA PEAU

Par le Dr COURTILLIER

DE LA FACULTÉ DE MÉDECINE DE PARIS & EX-ÉLÈVE DES HOPITAUX

ET

G. MEYNET, PHARMACIEN DE 1re CLASSE

Lauréat de l'école de médecine et de pharmacie de Lyon.

PRIX : 2 FRANCS

EN VENTE A PARIS

CHEZ LES AUTEURS : LE Dr COUTILLIER, boulevart Magenta, 184
G. MEYNET, PHARMACIEN, Faubourg St.-Denis, 102
OU AU MAGASIN DE PARFUMERIE PRÉSERVATRICE, rue St-Lazare, 1
ET CHEZ LES PRINCIPAUX LIBRAIRES.

1862

DÉDICACE

A vous, pauvres malades, doublement à plaindre,
qui souffrez de votre mal et plus encore peut-être
des blessures de votre amour-propre ; à vous, malheureux de la compassion que l'on vous témoigne,
de l'éloignement que vous croyez inspirer ; à vous,
qui avez vu votre peau se recouvrir d'écailles ou de
végétations bizarres, à vous, nous dédions ce livre.
Vous êtes tristes, vous avez honte de vous-mêmes,
vous fuyez le monde et les plaisirs, vous vous faites
votre propre bourreau, tant vous avez hâte de dépouiller cette brûlante robe de Nessus, et, après de
vains efforts, d'inutiles douleurs, vous tombez dans
le marasme, plus dangereux cent fois que le mal lui-
même. La médecine est restée impuissante, les remèdes n'ont pu vous guérir, heureux encore s'ils
ont limité le fléau, arrêté sa marche envahissante !
A vous donc, chers et précieux malades, nous dé-

dions ce livre, et, comme Rabelais, ce maître en
l'art des joyeusetés, qui sait par sa verve iro-
nique, sa large philosophie et son admirable bon
sens réjouir les tristes, calmer les souffrances
du cœur et celles du corps, nous vous disons :
« Riez, car le rire est le propre de l'homme ; » espé-
rez, nous vous promettons, avec la conviction la plus
profonde et la mieux fondée, soulagement et guérison si, dociles à nos conseils, vous suivez entièrement nos prescriptions.

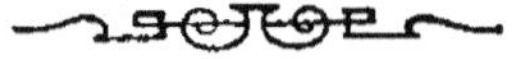

INTRODUCTION

Vingt années d'études spéciales, tant dans les hôpitaux que dans notre clientèle, ainsi qu'une longue expérience et quantité de guérisons, nous ont appris à considérer sous un jour nouveau les affections de la peau, si nombreuses, si variées dans leurs formes, si tenaces parfois, parfois aussi douloureuses et toujours désagréables par leur aspect. Pour nous, ces maladies, désespoir de la médecine et des malades, ne sauraient résister à un traitement méthodique et régulier. En observant les lois de l'hygiène, en combinant les moyens que la science nous indique et les lois ordinaires de la propreté, il est toujours facile de s'en préserver et de faire disparaître les accidents légers. C'est le fruit de nos observations et de notre expérience que nous avons voulu consigner dans un livre qui pût devenir le guide du pauvre malade et le gardien vigilant de la santé de chacun.

Ce livre, nous l'écrivons donc pour les malades et les gens du monde ; nous nous efforcerons d'être clairs et précis et, quand notre sujet nous obligera d'entrer dans des détails scientifiques, nous éviterons les expressions techniques et le vain étalage d'une érudition aride, sans intérêt pour nos lecteurs.

Il leur importe peu en effet de savoir ce que l'antiquité pensait des diverses maladies et de parcourir avec nous les champs si vastes des aberrations humaines, pour trouver de loin en loin une expression heureuse, une vérité que le temps mettra en lumière, pour suivre les progrès d'un art essentiellement lié à ceux des sciences naturelles.

Ces recherches, curieuses pour l'antiquaire, pour le philosophe, pour le médecin, sont sans portée pour le malade qui demande à ce livre les moyens de guérison, à ses auteurs de la logique, des faits parfaitement observés, un enseignement dogmatique.

Que nos confrères, s'ils nous lisent, nous pardonnent ; nous n'écrivons pas pour eux, et pourtant, nous l'espérons du moins, ils n'auront rien à reprendre à nos diverses propositions. Nous entendons embrasser dans notre cadre la thérapeutique et l'hygiène des affections de la peau, nous proposant d'indiquer d'une façon précise la symptomatologie et le mode de traitement, d'insister beaucoup sur l'hygiène ou médecine préventive.

Nous engageons vivement nos lecteurs à

accorder une sérieuse attention aux chapitres sur la structure de la peau, sur les fonctions organiques : ils seront plus aptes à juger de l'opportunité et des heureux résultats d'une méthode de traitement d'accord avec le raisonnement et l'étude des faits ; ces connaissances générales leur serviront en outre à mieux apprécier les règles hygiéniques à suivre pour conserver la beauté de cet organe, et ils observeront d'autant plus les indications que nous leur donnerons à cet égard qu'ils en auront mieux compris l'enchaînement logique et la nécessité.

I

NOTIONS ÉLÉMENTAIRES SUR LA PEAU, SON ORGANISATION ET SES FONCTIONS

I

La peau est cet organe par lequel nous sommes en communication directe, matérielle, avec le monde : extérieur par elle s'exerce le sens du toucher ; elle recouvre sous forme de membrane la surface entière du corps et se continue à l'intérieur sous le nom de membrane muqueuse, offrant alors des caractères spéciaux, suivant les organes qu'elle tapisse ; elle offre aussi à sa partie externe sur la surface du corps quelque différence dans sa composition interne, de là la coloration variable, même chez les individus d'une même race.

Le derme ou corium compose à lui seul la presque totalité de l'épaisseur de la peau, cette membrane d'une force tonique fort grande est rétractile et extensible.

La face profonde offre de petites cavités qui laissent passer les vaisseaux et les nerfs, et des canaux particuliers qui servent à ses différentes fonctions d'exhalation, de sécrétion, d'excrétion et d'absorption.

Il serait peut-être convenable de donner ici quelques explications relatives aux diverses fonctions de l'organe que nous étudions en ce moment, cependant comme les mots par lesquels nous venons de les caractériser entraînent avec eux un sens bien précis, nous croyons pouvoir être sobres de détails.

En communication directe, nous l'avons dit, avec le monde extérieur, la peau, par ses pores, par ses canaux, remplit des fonctions multiples d'une très-grande importance, elle absorbe l'air, les molécules gazeuses, liquides et solides en contact avec elle et les fait arriver dans le torrent de la circulation.

Cette fonction est celle de respiration ou d'absorption, le médecin l'utilise maintes fois comme moyen médical : les bains d'eaux minérales naturelles ou artificielles sont conseillés journellement pour administrer aux malades certains médicaments jugés nécessaires, et même au moyen de lavements ou de bains chargés de matières nutritives, entretenir la vie prête à s'éteindre quand les fonctions digestives ne se font plus.

Les phénomènes d'exhalation, ceux des sueurs ou transpiration sont dus à la propriété que possède la peau de rejeter à sa surface certaines matières impropres à la nutrition, des excrétions morbides souvent des médicaments et le sang lui-même dans quelques affections.

Des faits nombreux viennent prouver l'évidence de cette fonction.

Ainsi, pendant l'été, malgré l'absorption plus considérable de liquides en boisson, le plus souvent les urines n'en sont pas augmentées, mais en revanche provoquées par la température élevée, les transpirations sont faciles et abondantes, l'organe peau fonctionne avec activité et si l'on ne répare ces transpirations abondantes par une plus grande quantité de liquides en boisson, c'est au détriment de l'organe rein dont la sécrétion est bien moindre.

Nous reprenons notre description générale de la peau.

C'est dans l'intérieur du derme et dans ces canaux particuliers que se trouve secrétée cette matière sebacée, qui, accumulée en certains endroits du corps, constitue souvent par son excès une maladie spéciale : l'acné.

La partie externe du derme est surtout l'agent de sensibilité et de tactilité, c'est sur elle que viennent s'épanouir en d'immenses réseaux les filets nerveux et les vaisseaux qui, ensemble, forment les corps papillaires.

Enfin, secrétée par le derme lui-même, une couche uniforme, l'épiderme, vient recouvrir le tout et semble être mise là, selon l'heureuse expression du docteur Olivier, comme un vernis sec et défensif.

II

Ainsi, la peau qui, pour l'ignorant, n'est autre chose que l'enveloppe des organes importants à la vie, enveloppe inusable, qu'on peut souiller et déchirer sans crainte et dont il semble inutile pour ainsi dire de se préoccuper à moins d'avaries graves, est l'un de nos organes les plus utiles, les plus compliqués, les plus délicats, et par sa construction intime et par la multiplicité des fonctions qu'il est appelé à remplir.

Si, de plus, nous tenons compte des agents étrangers, souvent très-dangereux, avec lesquels il est en contact, des milliers de causes qui peuvent l'altérer, en diminuer, en arrêter, en précipiter, en modifier profondément le jeu et les fonctions, nous concevrons alors facilement combien fréquentes doivent être les maladies de peau, combien singulières et variées seront les altérations produites par toutes ces causes qui agissent perpétuellement sur elle, et nous nous étonnerons à bon droit d'entendre presque tous les auteurs rapporter à des altérations d'autres organes les affections spéciales de la peau.

Il semble en vérité, à les voir s'embrouiller dans les classifications et les recherches des causes, qu'ils ont oublié complètement les conditions vitales premières de l'organe qui les occupe, se plaisant à ne le considérer que comme un simple miroir sur lequel viennent se réfléter une à une, chacune à son tour ou plusieurs ensemble, toutes les maladies internes, toutes les altérations de l'organisme caché sous cette enveloppe, sans que jamais la peau elle-même puisse par le fait des agents extérieurs subir des maladies qui lui soient propres ; sans que ce tissu délicat puisse en aucune façon être le siége d'une désorganisation partielle ou totale, dont l'influence à son tour ne saurait s'exercer sur les organes voisins.

Mais, s'il faut prendre garde de ne pas attribuer à des maladies d'autres organes les maladies spéciales de la peau, il est bien vrai de dire que souvent certains phénomènes, soit de chaleur, d'humidité ou, au contraire, de sécheresse et de refroidissement, qui se passent à la surface du derme, viennent, symptômes accusateurs, révéler à l'observateur attentif telle ou telle maladie. Il n'est pourtant jamais venu à la pensée d'aucun médecin de s'occuper de cette altération momentanée de la peau que comme indication générale venant se joindre à l'état de sécrétion de la langue, à l'inspection des vaisseaux, à l'éclat plus ou moins grand des yeux, etc. etc. Il est donc indispensable de connaître les caractères positifs des maladies de la peau et de chercher ce qui devra nous guider à travers ce dédale; il est nécessaire de les ramener à des types généraux, de les grouper en familles, en un mot de les classer.

Ce travail, dont on a pu saisir l'importance, mérite une place à part; nous allons l'aborder dans le chapitre suivant.

II

CLASSIFICATION

Nous l'avons dit, le trouble et la confusion règnent généralement dans la classification des auteurs. Il est inutile de demander aux anciens de nous faire part de leurs recherches à ce sujet ; la critique moderne en a fait justice depuis longtemps, car, s'ils ont décrit parfois avec une grande précision les symptômes de quelques maladies, s'ils en ont entrevu parfois les causes, ils ont été inhabiles à les classer.

Au moyen âge, ce fut bien pis : dans cette nuit obscure où se trouve plongé le genre humain, le chaos est partout, et nous ne saurions vouloir que la médecine (art d'observation par excellence, science des faits surtout) eût pu seule survivre et garder ses traditions alors que l'ignorance et la superstition ont tout détruit.

Aussi ne distingue-t-on, ne sépare-t-on plus rien ; le mot *lèpre*, sert à désigner toutes les maladies graves ; les léproseries se multiplient, au grand détriment des pauvres diables qu'on séquestre sans se soucier de les guérir ; ils sont les parias d'une société marâtre qui les rejette de son sein comme marqués fatalement par Dieu du sceau même de sa réprobation.

Avec le libre examen, vrai créateur de nos civilisations modernes et père du progrès, la science reparaît ; elle reprend les travaux antérieurs, multiplie les observations et les moyens d'investigation, soumet tous les faits à une critique minutieuse sévère, et ces maladies : dartres, lèpres, syphilis, etc., qui décimaient des populations entières ont peu à peu perdu de leur gravité et semblent devoir disparaître un jour comme ont disparu du globe un grand nombre de ces fléaux acharnés à la destruction de l'espèce humaine.

Les médecins distingués de nos hôpitaux spéciaux : ALIBERT, BIETT, CAZENAVE, etc., ont fait faire à la question qui nous occupe de très-grands progrès, et c'est dans les ouvrages de ces divers auteurs qu'il faut aller chercher et les principes généraux, admirablement établis, et leurs déductions lumineuses, et les idées neuves, germes des progrès futurs.

Quant à nous, préoccupés surtout des intérêts du malade, nous avons adopté une classification qui, à l'avantage d'être simple et facile à retenir, joint celui d'être rigoureuse au point de vue de la guérison, le seul que nous nous proposions, bien qu'elle puisse, nous en convenons, laisser à désirer sous le rapport de l'enseignement classique, plus généralement préoccupé du mot technique que de la médication, notre unique but.

Nous divisons en trois grandes classes les maladies cutanées :

1° Maladies éruptives ;

2° Maladies aiguës quels que soient d'ailleurs leurs symptômes et leurs causes ;

3° Maladies chroniques.

Cette dernière classe comprend toutes les affections qui, par suite de négligence ou autrement, sont passées à cet état si pénible pour le malade dont chaque jour aggrave la position, la peau s'altérant profondément et devenant de plus en plus inapte à remplir ses fonctions organiques.

Les deux dernières classes se subdivisent en :

1° Maladies qui tiennent à la structure intime de la peau ;

Nous les appelons *maladies spéciales* de la peau.

2° Maladies dues à des causes spécifiques, telles que : la syphilis, les scrofules, le rachitisme, etc. ;

Nous les nommons *maladies symptomatiques* de la peau.

Nous donnerons plus loin, et avant de commencer, la description de chaque maladie, les sous-divisions ou ordres avec les caractères généraux de chacune d'elles.

MALADIES ÉRUPTIVES

La première classe, dite *maladies éruptives*, comprend la roséole, la rougeole, la scarlatine, la variole, etc., affections épidémiques et contagieuses dont il est difficile d'indiquer les causes ; ces maladies semblent particulières à l'enfance ; serait-ce comme le dit Cazenave, parce qu'en général elles n'attaquent qu'une fois les individus ? Elles sont cependant fréquentes chez les adultes ; on les rencontre parfois chez les vieillards et même encore chez les personnes qui, par suite de la vaccine ou d'atteinte antérieure, sembleraient en être à jamais préservées ; mais elles sont presque toujours, dans ce cas, le résultat de la contagion, et leur gravité est en raison directe de l'âge, c'est-à-dire que, légères chez l'enfant, elles deviennent souvent mortelles chez les personnes âgées.

Nous ne pouvions passer sous silence ces sortes d'affections, dont le siége se trouve sur le derme ; cependant, nous ne les considérons pas comme maladies de la peau, mais bien comme le résultat d'un trouble général dans l'organisme, trouble dont un des symptômes caractéristiques est une éruption à la peau.

D'ailleurs les médecins en général, ceux-mêmes qui les ont classées dans les affections cutanées, se rangent dans la pratique à notre manière de voir ; ils ne s'attaquent point, pour la guérison, au siége visible de la maladie ; mais bien à l'organisme entier, avec d'autant plus d'énergie même que les symptômes extérieurs indiquent un plus grand trouble individuel, et comme nous ils prescrivent les soins généraux.

De ce que nous venons de dire, il résulte évidemment l'impossibilité d'indiquer un mode de traitement, même préventif, contre des affections sans causes connues et que l'on ne saurait prévoir.

Nous avons tenu, en les indiquant dans notre classification, à formuler une opinion que nous croyons juste ; mais, comme ces maladies ne rentrent point dans le sujet que nous traitons ici, nous ne nous permettrons pas d'indiquer un mode de traitement quelconque.

Ce que nous dirions d'ailleurs serait sans fruit, car les indications curatives ne peuvent être prises qu'au lit du malade, le médecin devant tenir compte de la constitution de l'individu, de la violence de l'éruption et des divers autres symptômes.

MALADIES AIGUES

Elles se divisent, nous l'avons dit, en deux catégories :

Celles qui tiennent à la structure intime de la peau ;

Celles dues à une diathèse quelconque.

Les premières peuvent toujours être prévenues et guéries par une hygiène bien entendue.

Nous nous en occuperons longuement à l'article HYGIÈNE et MOYENS PRÉSERVATIFS, auquel nous renvoyons nos lecteurs.

Les autres ont leur siége à la peau, mais elles reconnaissent pour cause une diathèse, c'est-à-dire une affection interne. Dès lors, on le comprend, il ne suffira plus, pour les faire disparaître définitivement, d'un traitement externe sans influence marquée sur la véritable maladie ; à cette médication externe qui fera disparaître le symptôme : altération de la peau, il faudra, si l'on ne veut pas d'un triomphe momentané, user d'un traitement interne approprié.

En combattant à la fois le principe et le résultat, on obtiendra une cure durable si, à la condition expresse de se soumettre ensuite à notre système médica-préventif, on joint la scrupuleuse pratique des conditions hygiéniques préservatrices.

MALADIES CHRONIQUES

Nous les avons divisées, on se le rappelle, comme les maladies aiguës :

1° En affections essentielles à la peau ;

2° En affections dues à une diathèse quelconque.

Dans le premier cas, nous avons recours à une

médication spéciale tout externe ; nous employons comme seuls moyens thérapeutiques nos savons médicamenteux et notre lotion hygiénique ; dans le deuxième cas, au traitement externe nous adjoignons la médication interne afin, comme nous l'avons dit plus haut, de combattre à la fois et le principe et le résultat ; puis, la guérison obtenue, nous conseillons vivement l'emploi du traitement préservatif.

La question du traitement, que nous venons de toucher brièvement ici pour les deux classes d'affections cutanées qui rentrent dans notre cadre, sera l'objet d'un chapitre spécial ; nous lui donnerons à ce moment tous les développements qu'elle comporte.

Le lecteur est dès lors à même de se rendre compte (sans s'inquiéter des dénominations bizarres, plus ou moins scientifiques et sans aucun sens précis pour lui) du genre de maladie auquel il doit rapporter son affection.

Il sera d'ailleurs rarement embarrassé pour reconnaître si le mal dont il souffre doit être traité par la méthode externe seule, ou si, au contraire, il doit y joindre une thérapeutique interne, car il se sera accoutumé à toujours rechercher de prime abord si une cause occasionnelle, syphilis ou autre, n'a pas précédé et probablement déterminé l'altération du tissu cutané.

Notre classification a donc le mérite de permettre de déterminer sans hésitation la place que doit occuper telle ou telle affection ; le traitement s'en déduit logiquement, et la guérison devient la conséquence forcée d'une médication parfaitement appropriée.

Au risque de paraître monotones et prétentieux, nous ne cesserons de réclamer de nos lecteurs une attention ferme et bien soutenue ; il y va de leurs intérêts les plus chers : leur santé ou celle de ceux qui leur tiennent de près, parents et amis.

Nous avançons dans la voie que nous nous sommes tracée avec une conviction pleine et entière, et nous serions bien heureux de la faire passer dans l'esprit de tous ceux qui nous lisent.

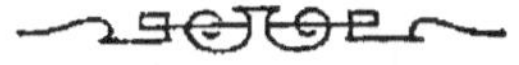

III

CAUSES

Nous touchons à l'une des questions les plus obscures de notre sujet.

Ouvrez le premier ouvrage venu traitant des maladies de la peau et vous éprouverez un sentiment de terreur et d'effroi à la longue énumération des causes qui peuvent déterminer l'une ou l'autre de ces affections si redoutées.

Les auteurs peuvent à peine les classer.

En effet, non seulement une maladie interne peut, comme nous l'avons vu, déterminer des accidents à la surface du corps, mais encore les milliers de subtances avec lesquelles nous sommes en contact incessant, soit directement, soit indirectement, exercent nécessairement sur le derme une influence passagère ou durable et, les circonstances aidant, ces agents divers peuvent occasionner des altérations souvent légères, mais parfois très-graves.

Nous ne pouvons cependant nous dispenser de traiter avec quelque développement cette question, dont l'importance est très-grande.

Cette étude nous mettra à même, plus tard, de préciser clairement les règles hygiéniques dont l'observation attentive permettra d'échapper à un grand nombre de ces influences morbifiques et, si malheureusement il n'est pas impossible de s'y soustraire, on peut toujours espérer se guérir, et les nombreux faits recueillis dans notre pratique nous permettent d'affirmer que les maladies cutanées ne résistent pas à notre médication lorsqu'elle est exactement suivie.

Les affections de la peau atteignent également les deux sexes; aucun âge n'en exempte : l'enfant et le vieillard, la jeunesse et l'âge mûr sont également leurs tributaires; certaines formes, rares chez les uns, sont fréquentes chez les autres, et si plusieurs auteurs prétendent qu'elles sont plus communes dans l'enfance et la jeunesse, c'est qu'ils ont confondu les maladies éruptives avec les véritables maladies cutanées.

Les natures les plus fortes comme les plus faibles sont leur proie; tous les tempéraments leur sont soumis : remarquons toutefois que la constitution lymphatique semble y prédisposer.

Parmi les causes prédisposantes individuelles les plus importantes à noter, nous mentionnerons l'hérédité. Il n'est pas rare, en effet, de trouver des familles entières dont tous les membres soient atteints successivement d'une affection dermatoïde, soit exactement semblable, soit variable dans sa forme ou le lieu d'élection.

Chose remarquable, restée encore inexpliquée, c'est cette prédisposition individuelle, *sui generis*, nommée idiosyncrasie, qui fait que certaines personnes sont affectées de maladies de la peau sous l'influence la plus légère, souvent même sans cause appréciable, malgré l'observation la plus rigoureuse des règles de l'hygiène et des soins de propreté.

Certaines professions prédisposent aux maladies du derme, il est souvent difficile de s'expliquer pourquoi et il est de toute impossibilité d'établir à ce sujet des règles fixes.

A priori il semble que la malpropreté (cause bien évidente dans un grand nombre de cas de maladies dermatoïdes) doive toujours être une raison suffisante : l'expérience et l'observation prouvent toutefois que les charbonniers, les boueux, etc., sont peu sujets à ces affections, tandis que les boulangers, les terrassiers, les épiciers, etc., leur payent un large tribut ; ajoutons ici que les artisans qui manient des substances âcres, ceux qui sont exposés à un feu violent, ceux encore dont la profession exige beaucoup de mouvements y sont bien plus sujets que les autres, que chez eux les récidives sont plus fréquentes et plus difficiles à guérir.

Les saisons et les climats jouent un grand rôle dans la fréquence des altérations de la peau ; au printemps surtout elles sont très-communes dans les climats chauds, et principalement dans les climats chauds et humides, elles se développent avec une grande intensité : tout le monde sait que dans l'Orient, la Grèce, la Palestine, l'Égypte, l'Inde, etc., etc., le législateur, dans le but de combattre le plus possible ces influences pernicieuses, a dû bien souvent imposer aux populations les règles hygiéniques en les érigeant en dogmes religieux.

L'influence de la chaleur s'explique très-facilement par l'abondance de la transpiration qui, restant sur la peau sans être ni essuyée ni lavée, y dépose comme un limon nuisible les matières dont l'organisme se débarrasse. Tout exercice violent, ou toute autre cause favorable à la transpiration agira exactement de la même manière dans des conditions d'hygiène aussi défectueuses. En pareilles circonstances, il est bon de se soumettre avec la plus scrupuleuse exactitude aux prescriptions préserva-

trices et hygiéniques, et, bien loin de proscrire
l'exercice parce qu'il provoque la transpiration,
nous le considérons comme un puissant auxiliaire
dans le traitement de certaines affections dermatoïdes : ainsi qu'on le verra plus tard, il fait partie
intégrante de notre méthode hygiénique.

On devra donc, dans l'étude de ce genre de maladies, ne pas oublier les influences climatériques,
celles de chaleur, de lumière et aussi d'électricité.

L'alimentation est souvent une cause prédisposante ; l'ingestion de certaines substances paraît
déterminer fréquemment des accidents morbides
de la peau.

Les moules, les huîtres, les crevettes, le homard,
les écrevisses, les champignons, les fraises, les
cornichons, le poivre, le sel, l'usage immodéré du
vin et des liqueurs, du café, etc., le vinaigre, les
viandes salées et fumées, celles qui ont subi un
commencement de décomposition, celles des animaux morts d'épizootie, la viande de porc, dont
Moïse interdit l'usage aux Juifs, etc., etc., ont une
influence bien reconnue sur le développement des
maladies cutanées.

On peut dire, en thèse générale, qu'une alimentation non variée est une cause prédisposante, que
l'usage du porc, des viandes salées ou fumées, etc.,

innocent quand il est modéré, devient nécessairement une cause de maladie lorsque la consommation en est journalière, car ces substances
produisent une excitation continue sur l'organisme.

Ce fait est mis en lumière d'une façon irréfutable
par les accidents qui arrivent sur les vaisseaux,
dans les familles pauvres et chez les habitants du
littoral de la mer, où la nourriture est essentiellement composée de poissons salés. Mais, qu'on le
sache bien, les phénomènes observés alors sont des
effets d'intoxication ou d'empoisonnement avec
symptômes de maladies de peau.

Nous en dirons autant de l'ingestion de certaines
substances médicamenteuses : le copahu, la bella-
done, etc.

Si les excès de table ou de boissons sont des
causes très-prédisposantes, les privations de toutes
sortes, les logements insalubres, une alimentation
mauvaise, la misère et sa compagne presque insépa-
rable la malpropreté peuvent être considérés comme
les causes les plus ordinaires de ces maladies.

Ces vérités sont de plus en plus comprises :
les gouvernements accordent à ces questions hygiéniques la haute importance qu'elles méritent ; les
questions de salubrité publique étant à l'ordre du
jour, ils s'efforcent par tous les moyens matériels

et moraux en leur pouvoir de soustraire les populations à ces influences fâcheuses.

Disons-le encore à l'honneur de nos sociétés modernes, et comme une preuve irréfragable du progrès de la civilisation, les affections cutanées sont moins graves de jour en jour et perdent le caractère terrible qu'elles avaient aux siècles passés.

Les suppressions d'évacuations habituelles, menstrues, hémorroïdes, émonctoires, sueurs de certaines parties du corps sont fréquemment suivies d'affections du derme ; l'insolation ou exposition à un soleil ardent, les applications stimulantes, les bains de mer ou de sel, des frictions avec certaines pommades irritantes, la pommade citrine, par exemple, à l'usage de laquelle on a presque partout fort heureusement renoncé pour le traitement de la gale et de certaines maladies de la peau ; le contact avec les matières pulvérulentes, contact auquel sont exposés journellement les ouvriers qui cardent la laine, etc. ; les piqûres d'insectes, etc., sont autant de causes que nous devons signaler parce qu'elles se reproduisent souvent.

Indiquons encore comme source de ces affections : les veilles, les excès de travail, les impressions morales vives, les chagrins, les passions, tout ce qui, en un mot, surexcite au moral comme au physique.

Nous n'en finirions pas si nous voulions mentionner ici toutes les causes assignées aux maladies de la peau; cette longue énumération, qui est loin d'être épuisée, prouve l'embarras des auteurs à déterminer d'une manière exacte la véritable cause de telle ou telle maladie. On va voir qu'il suffisait de réfléchir sur les faits et d'observer d'une manière logique pour ne pas se jeter dans des divagations sans fin.

Les maladies de la peau, si nous en retranchons les affections symptomatiques dues à une diathèse quelconque, les épidémies dont personne ne peut encore expliquer l'origine, les maladies éruptives qui ne sauraient être classées parmi les dermatoses, ainsi que nous l'avons démontré plus haut; les maladies de la peau, disons-nous, tiennent à une disposition intime du derme, et toutes les causes qui peuvent produire une maladie inflammatoire sur un organe quelconque peuvent devenir les causes accidentelles des maladies dont nous nous occupons. Ainsi, sous l'une des influences dont nous avons parlé tout à l'heure, tel individu sera atteint d'une pneumonie, d'une entérite, etc., tandis que telle autre personne le sera au contraire d'une affection cutanée. Ce que nous avançons est confirmé par les faits. Les nègres sont sujets à des maladies du derme qui leur sont propres, et dans la race caucasique ou blanche, où nous distinguons plusieurs variétés de coloration de peau ou de cheveux, les personnes blondes souffrent d'affections cutanées qui leur sont particulières : on fait la même remarque à propos des brunes, et, chose qui va corroborer notre opinion, des maladies mixtes se développent surtout sur le derme des individus dont la coloration n'est pas bien tranchée et se rapproche plus ou moins du blanc ou du brun.

En considérant les maladies de peau comme dues aux fonctions et à la structure interne du derme, nous n'avons plus à nous inquiéter si primitivement il y a eu vésicules, papules, squammes, etc. ; nous expliquerons plus tard la signification de ces mots. Nous n'avons plus à nous préoccuper de la forme de l'éruption.

Il existe une maladie de peau, voilà le fait : est-elle aiguë ou chronique ? tient-elle à la nature du derme, ou est-elle le résultat, le symptôme d'une diathèse ? Voilà la question à diagnostiquer ; elle est importante, car en cas de diathèse, la médication externe est l'auxiliaire seulement ; il faut combattre et détruire cette diathèse, il faut une médication interne.

L'erreur que nous venons de signaler en a nécessairement amené dans le traitement. Cependant, si la cause est inhérente au tissu dermatoïde lui-même, il est également vrai que le plus souvent sans le choc produit par l'un des agents externes improprement qualifiés de causes par les auteurs, en vertu de ce principe rarement juste : *propter hoc, ergo hoc*, la maladie aurait pu ne jamais se développer. Mais comment échapper aux influences bonnes ou mauvaises des choses qui nous entourent et nous pressent ? Du berceau à la tombe, la vie de l'homme est une lutte perpétuelle, un combat incessant contre les éléments, contre ses passions, ses habitudes ; meurtri, il se relève ; vaincu il retrouve des forces et, puisant de l'énergie dans cette lutte, payant chacune de ses victoires d'une souffrance, il travaille sans trêve ni merci à accroître la source de bien-être que lui ont léguée ses ancêtres et qu'il devra léguer, ainsi augmentée, à ses petits-neveux.

Si, dans cette bataille de la vie, bien des lutteurs tombent pour ne plus se relever, ils sont remplacés par d'autres et l'humanité n'en continue pas moins d'avancer, s'affranchissant de plus en plus du fatalisme qui pèse sur elle, faisant servir à ses besoins les lois mêmes de la nature, et poursuivant incessamment la conquête de la terre, son domaine.

Au sortir de ces études pathologiques où l'homme considéré individuellement paraît si petit en présence des obstacles qui se dressent devant lui, on éprouve le besoin de se retremper à cette idée vivifiante du progrès de l'humanité.

Nous n'avons pas besoin de développer plus longuement ce que nous avons dit dans notre classification au sujet des maladies qui ont leur siége sur la peau, mais qui sont le résultat d'affections constitutionnelles.

Notre être est un, quoique composé de bien des parties, et vous comprenez sans peine que l'altération de l'une de ces parties produise dans certaines circonstances une altération de l'organisme entier.

Nous terminerons là cette étude des causes des maladies cutanées ; nous n'essayerons pas de pénétrer ce problème encore insoluble : savoir en vertu de quelle influence spéciale la maladie affecte telle ou telle forme plutôt que telle ou telle autre.

Les idées émises à ce propos ne sont pas encore sorties des vagues champs de la théorie et elles sont, au moins quant à présent, sans importance pour nous.

IV

CONSEILS AUX MALADES

Les notions générales qui précèdent, sur la classification et les causes des maladies de la peau, ne sont en réalité qu'une préparation à des études plus spéciales, particulièrement importantes au point de vue curatif.

La description de chacune des formes morbifiques, l'indication précise d'une médication appropriée, autant que faire se peut, à chacune des souffrances et des moyens de les prévenir feront le sujet des chapitres suivants. Mais, avant de clore ces généralités, nous devons aux malades des conseils sérieux, de l'observation desquels dépend souvent pour eux la guérison.

Les maladies de la peau n'offrent pas aujourd'hui une bien grande gravité ; rarement les jours des malades sont compromis ; cependant, leur ténacité, les souffrances qui souvent les accompagnent, les accidents qui peuvent parfois les compliquer, leur lieu d'élection sont des circonstances qui ajoutent à leur gravité réelle et les rendent parfois insupportables.

Avant d'entreprendre le traitement d'une maladie, il est de toute nécessité d'en rechercher la cause, de s'assurer si elle est héréditaire, si elle est propre au derme ou si, au contraire, elle tient à une infection constitutionnelle de l'organisme ; il faut en avoir étudié l'origine, la marche, les effets. Le médecin doit être au courant des antécédents du malade, de ses habitudes, de sa manière de vivre, etc.

Parfois, certaines affections de la peau se développent sur des individus malades, et leur apparition est non-seulement un signe de retour à la santé, mais encore un moyen dont la nature se sert fréquemment pour activer la guérison : on dirait que l'organisme, par un effort violent, rejette hors de lui la cause des perturbations qu'il éprouve ; dans ce cas, le médecin peut seul apprécier le moment opportun où il devra combattre cette affection dérivatrice.

Il arrive aussi qu'à une affection chronique succède une maladie aiguë, ou plutôt qu'une forme aiguë vient s'implanter au milieu d'une forme chronique ; ce phénomène assez commun n'est nullement une nouvelle complication de la maladie, mais bien un changement heureux, une modification favorable qui hâte la guérison.

On doit en tenir compte en en surveillant le développement et s'efforcer d'aider à la nature.

On a constaté de même qu'une maladie de peau, qu'elle soit essentielle au derme ou qu'elle soit symptomatique : la gale, par exemple, qui est produite par un insecte, disparaît momentanément sous l'influence d'une maladie accidentelle aiguë, pour reparaître aussitôt la convalescence établie.

Ce fait remarquable a fortement préoccupé les esprits. On lui a donné nom : *répercussion*, voulant dire par là que la maladie rentrait pour ainsi dire dans le corps pour reparaître bientôt avec une nouvelle virulence ; on a pris l'effet pour la cause : il n'y a pas répercussion ; l'explication est erronée et la maladie reparue n'est pas plus grave qu'avant sa disparition ; il n'y a là qu'un simple phénomène de substitution.

Rayons donc de notre vocabulaire ce mot : répercussion, qui effraie le malade et qui n'exprime qu'une lourde erreur.

Lorsqu'en raison de la gravité des accidents le malade a recours au médecin, il devra l'instruire de tous les faits qui peuvent l'éclairer ; il devra lui-même les rechercher avec soin, les réunir en faisceau et se bien pénétrer de cette vérité irréfutable : que toute tromperie volontaire ou non peut avoir pour résultat fâcheux d'empêcher la guérison ; en perdant un temps précieux, en laissant au mal continuer sa marche envahissante, la médication elle-même peut l'exaspérer et d'une affection souvent légère faire une maladie sérieuse.

Dans les cas de syphilis, par exemple, ne pas avouer l'existence actuelle ou antérieure de cette affection est chose dangereuse pour le malade, dont l'état s'aggrave de jour en jour ; disons plus et tranchons le mot, immorale ! Car la santé de toute une famille peut être profondément compromise par cette dissimulation, résultat d'une fausse et bien puérile honte ; il faut attaquer le mal dans sa racine, en arrêter les ravages et la propagation.

Qu'on le sache bien, d'ailleurs, le médecin est toujours à la hauteur du sacerdoce qu'il exerce et sa discrétion est à toute épreuve.

La goutte, les rhumatismes, les maladies scrofuleuses, etc., produisent souvent des phénomènes morbides à la surface du derme ; il est donc important encore d'attaquer par une médication interne le principe même du mal, tout en soignant le symptôme morbide apparu sur le derme.

Le malade trouvera dans notre livre toutes les indications nécessaires ; parfaitement éclairé sur les causes premières de son mal, pénétré de la marche à suivre pour le traitement, fort des indications thérapeutiques que nous lui donnons, observateur scrupuleux de nos conseils, il pourra souvent être son propre guide.

Toutefois, nous lui conseillons dans les cas obscurs, et principalement dans les maladies chroniques symptomatiques, de prendre l'avis des hommes compétents.

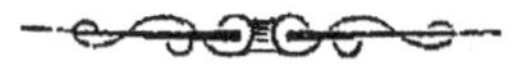

V

CLASSEMENT DES MALADIES CUTANÉES

Les auteurs ont divisé les maladies de peau en plusieurs groupes ou ordres, d'après certains caractères communs à plusieurs d'entre elles.

Nous avons suivi la méthode de classement donnée par Cazenave, méthode qui n'est autre que celle de Willan, modifiée par Biett.

Toutefois, cette méthode n'est pas d'accord avec notre propre classification, la même confusion que nous avons signalée entre les maladies intimes du derme et celles qui ne sauraient, par les raisons dites plus haut, être rangées parmi les affections cutanées règne ici.

Nous aurons donc un triage à opérer ; nous indiquerons au fur et à mesure les maladies que nous devons retrancher.

Cazenave admet 14 ordres de maladies de la peau.

EXANTHÈMES. — Ce mot est employé souvent pour désigner toute espèce d'éruptions. Les maladies exanthémateuses sont caractérisées par une éruption de taches rouges à figures diverses, répandues çà et là sur la surface du corps et laissant entr'elles des intervalles où la peau est à l'état sain, se terminant ordinairement par l'exfoliation de l'épiderme.

Ajoutons que la rougeur qui caractérise les exanthèmes est plus ou moins vive et disparaît sous la pression du doigt.

Érythème.
Érysipèle.
Roséole.
Rougeole.
Scarlatine.
Urticaire.

Maladies éruptives ne rentrant pas dans notre classification.

VÉSICULES. — Petits soulèvements de l'épiderme

formés par un liquide séreux et transparent, mais perdant ordinairement sa transparence pour prendre une teinte opaline ou jaune. La sérosité peut être absorbée, et le plus souvent elle forme des squammes blanchâtres ou quelquefois des croûtes ou lamelles jaunâtres.

Milliaire. } Maladies éruptives ne rentrant
Varicelle. } pas dans notre classification.
Eczéma.
Herpès.
Gale.

TROISIÈME ORDRE

BULLES. — Soulèvement étendu de l'épiderme, contenant un fluide séreux ou séro-purulent, variant depuis la grosseur d'un pois jusqu'à celle d'un œuf. Le liquide est ordinairement remplacé par une croûte plus ou moins épaisse.

Pemphygus.
Rupia.

PUSTULES. — Petites tumeurs circonscrites, formées à la surface du derme enflammé par un fluide purulent soulevant l'épiderme.

Variole.
Vaccine. ⎰ Maladies éruptives ne rentrant pas dans notre classification.
Ecthyma.
Impétigo.
Acné.
Mentagre.
Porrigo.

PAPULES.— Petites tumeurs solides et résistantes, intéressant ordinairement la totalité de la peau, ne contenant ni sérosité, ni pus, et toujours accompagnées de démangeaisons très-vives.

Lichen.
Prurigo.

SIXIÈME ORDRE

SQUAMMES. — Inflammation chronique de la peau avec formation à la surface atteinte d'une substance inorganique, lamelleuse, gris blanc, sèche, friable, plus ou moins épaisse, plus ou moins adhérente, appelée squamme et laissant après sa chute la peau rouge et enflammée.

Lèpre.
Psoriaris.
Pytiriasis.
Ichthyose.

SEPTIÈME ORDRE

TUBERCULES. — Tumeurs solides, persistantes, circonscrites, plus ou moins développées, se présentant toujours d'emblée et différant par cela même essentiellement des tubercules qui restent après certaines pustules.

Éléphantiasis des Grecs.
Molluscum.
Frambœsia.

HUITIÈME ORDRE

MACULES. — Coloration ou décoloration particulière de la peau, dépendant de l'altération de la partie colorante de la peau appelée *pigment.*

Coloration.
{
Teinte bronzée.
Éphélides.
Nævi.

Décoloration.
{
Albinisme.
Vitiligo.

Six maladies n'ont pu être rapportées à aucun des ordres précédents et diffèrent trop entre elles pour pouvoir être réunies.

On en a fait six ordres différents :

9e ORDRE. — *Lupus.*

10e ORDRE. — *Pellagre.*

11e ORDRE. — *Syphilides.* — Cette maladie, toujours due à une affection constitutionnelle, est par conséquent symptomatique. Rigoureusement, elle ne fait pas partie des maladies cutanées.

12e ORDRE. — *Purpura.*

13e ORDRE. — *Éléphantiasis des Arabes.*

14e ORDRE. — *Kéloïde.*

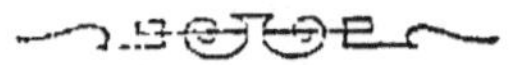

VI

DESCRIPTION

Nous allons décrire succintement les symptômes propres à chaque espèce de maladies, dans l'ordre où nous les avons indiquées plus haut, en ne tenant compte, bien entendu, que de celles qui rentrent dans notre cadre et sans répéter les caractères généraux des groupes.

PREMIER ORDRE. — EXANTHÈMES

URTICAIRE. — Cette maladie, non contagieuse, consiste dans des plaques proéminentes à forme le plus souvent irrégulière , plus rouges ou plus blanches que la peau environnante, en général trèsfugaces et toujours accompagnées d'un prurit très-incommode.

Quelquefois aiguë, elle affecte le plus ordinairement la marche chronique ; dans le cas de forme aigüe, elle dure de 8 à 10 jours, et jusqu'à des années à l'état chronique.

Une fois pour toutes, disons que telle est l'opinion des auteurs ; quant à nous, nous n'avons pas encore rencontré une maladie de la peau résistant à notre traitement au delà de trois à quatre mois.

L'urticaire peut, comme les autres, être symptomatique d'une autre affection.

DEUXIÈME ORDRE. — **VÉSICULES**

ECZÉMA. — Affection non contagieuse, caractérisée par des vésicules très-petites, agglomérées en grand nombre et occupant le plus souvent des surfaces très-larges non circonscrites et irrégulières.

On observe 3 variétés d'eczéma : *Eczéma simplex*, *eczéma rubrum*, *eczéma impétiginodes*.

Eczéma simplex. — Agglomération de petites vésicules sans rougeur à la peau, occasionnant un prurit plus ou moins vif, pleines d'un liquide qui de transparent ne tarde pas à se troubler et à s'absorber pour laisser à sa place une petite écaille (squamme). Cette maladie se renouvelle pour ainsi dire chaque jour par des éruptions successives; on pourrait quelquefois la confondre, à cause de son siége à la partie externe des doigts, avec la gale, dont elle est souvent une complication.

Eczéma rubrum. — Le derme est rouge, le prurit plus violent, il y a une assez forte tension à la peau.

Eczéma impétiginodes. — Peau tendue et comme tuméfiée, inflammation plus vive. Le liquide des vésicules est purulent, et en se séchant cette sécrétion réunie en grande quantité sur les mêmes points laisse après elle, non plus des écailles légères, mais bien de larges écailles jaunâtres qui tombent bientôt, découvrant une surface rouge. Cette surface sécrète un liquide roussâtre, les squammes se reforment pour tomber et se renouveler jusqu'à complète guérison.

Ces différentes variétés d'eczéma ont une très-grande tendance à passer à l'état chronique.

La peau offre alors un état inflammatoire profond, elle s'excorie, il se forme des gerçures, surtout aux articulations ; la sérosité est très-abondante et oblige à des pansements réitérés faits avec précaution, sans quoi le sang s'échappe des plaies qui se trouvent sur une surface rouge tuméfiée et ramollie.

La démangeaison est souvent très-forte, de sorte que le malade en y portant la main ne fait qu'augmenter la douleur et se jette ainsi dans des angoisses impossibles à décrire, la femme surtout, lorsque l'eczéma entretenu par un écoulement vaginal envahit le rectum et même l'intérieur du vagin.

C'est aux parties garnies de poils que se présente d'ordinaire l'eczéma, cependant il peut occuper toutes les parties du corps ; il se rencontre très-souvent aux mains chez les épiciers et les boulangers (de là, le nom de *gale des épiciers* et de *maladie des boulangers* qu'on lui donne vulgairement).

HERPÈS. — Maladie non contagieuse ; elle se distingue par une éruption de vésicules toujours groupées sur des surfaces enflammées séparées par des parties saines, plus ou moins grandes. Suivant le siége ou la forme de la maladie, les auteurs lui ont donné différents noms : *herpès labialis, preputialis, etc.*, qui ne sont en général que des *herpès symptomatiques* ou critiques, c'est-à-dire résultant d'une affection interne. A chaque instant, on entend dire : — J'ai eu la fièvre, j'ai un bouton aux lèvres ; — Ce bouton est un herpès. Variétés : *Herpès phlyctœnoïdes, herpès labialis, herpès preputialis, herpès zoster ou zona, herpès circinnatus, herpès iris.*

Herpès phlyctœnoïdes. — Dans cette variété, les vésicules peuvent offrir la grosseur d'un pois ; toutefois les petites vésicules l'emportent toujours en nombre ; cette maladie peut affecter toutes les parties du corps, cependant les joues, le cou et la poitrine sont ses lieux de prédilection.

L'*herpès labialis* n'occupe ordinairement qu'une petite étendue à la lèvre, soit à la supérieure, soit à l'inférieure. L'éruption, souvent précédée d'un prurit et d'un peu de rougeur, se fait quelquefois brusquement ; la chaleur diminue après le développement des vésicules, le liquide qu'elles contiennent devient séro-purulent, la rougeur et le gonflement disparaissent.

Herpès preputialis. — Cette variété offre, à l'état aigu, au prépuce les mêmes péripéties qu'aux lèvres ; il n'y a guère que cet hérpès qui tend à passer à l'état chronique. A cet état, le prépuce devient rude par suite des éruptions successives ; il se fendille ; les mouvements le gercent et le déchirent, bientôt à peine si l'urine peut passer, elle contribue encore à augmenter l'état d'irritation existant : souvent l'état est symptomatique.

Herpès zoster ou zona. — L'*herpès circinnatus* et l'*herpès iris*, ce dernier très-rare, n'offrent rien de remarquable si ce n'est les formes qu'ils affectent dans ces différents cas.

L'*herpès zona* affecte d'entourer tout le corps ordinairement, rarement les membres. d'un demi-cercle commençant, par exemple, à la moitié du corps en arrière, pour se terminer brusquement à la ligne médiane en avant. Du reste, il ne présente quelque gravité que chez les vieillards, lorsque la peau s'altère ou se gangrène, et encore rarement il devient mortel.

Je soigne en ce moment une malade de 86 ans, atteinte d'un *zona*, qui a pris, dès le principe, le caractère gangréneux ; il est en bonne voie de guérison : la malade est à peine restée couchée huit jours.

L'*herpès circinnatus* n'offre de particulier que son développement sous forme de cercles complets dont le centre est ordinairement intact, et dont la large bande rouge qui l'entoure est recouverte de vésicules.

L'*herpès iris*, très-rare, comme nous l'avons déjà fait observer, ressemble assez bien à une cocarde à quatre rondelles rouges entourant un petit groupe de vésicules.

GALE. — La gale est une éruption contagieuse caractérisée par des vésicules acuminées, c'est-à-dire pointues, transparentes au sommet, disséminées çà et là, ordinairement dans les plis des membres, entre les doigts, aux poignets. Cependant, à l'exception de la figure, la gale peut envahir le corps entier. Elle est accompagnée d'un prurit plus ou moins intense, suivant l'étendue de la maladie.

Cette maladie tend à disparaître devant les progrès de la civilisation, qui accroît le bien-être et développe les habitudes de luxe et de propreté.

Nous guérissons la gale en une heure. C'est une de ces maladies qui se développent principalement sous l'influence de la malpropreté, et qu'entretient la présence d'un insecte (*acarus*). Née sous cette

fâcheuse influence , la gale se transmet très-facilement par le transport d'un acarus d'un individu
à un autre. L'acarus est très-fécond et se développe avec une extrême rapidité. La gale , comme
toutes les affections de la peau, peut exister simultanément avec d'autres affections cutanées , ce fait
en rend quelquefois le traitement plus long.

TROISIÈME ORDRE. — BULLES

PEMPHIGUS. — Maladie non contagieuse caractérisée par la présence de bulles d'une étendue variable, et développées sur une partie plus ou moins
large du corps. Ces bulles, quelquefois de la grosseur d'un œuf d'oie, renferment un liquide rougeàtre
et laissent après elles des écailles peu épaisses et
des excoriations ou plaies superficielles. A l'état
aigu, il est en général étendu sur une large surface
et peut même envahir la presque totalité du corps.
Les bulles sont discrètes , c'est-à-dire séparées les
unes des autres.

A l'état chronique sous lequel on rencontre ordinairement le *pemphigus*, la fièvre, qui est un des

symptômes les plus fréquents de cette affection à l'état aigu, a complétement disparu.

Les bulles sont très-grosses ; souvent rompues par les mouvements du malade, elles laissent l'épi·derme soulevé, plissé et ne recouvrant plus qu'une partie de la peau malade ; souvent même l'épiderme est complétement enlevé et laisse une surface rouge plus ou moins large, douloureuse, légèrement excoriée, au pourtour de laquelle la peau est froncée ; il se forme alors des petites croûtes brunâtres, minces et aplaties, puis les bulles se renouvellent ainsi, suivant la même marche jusqu'à complète guérison.

Cette maladie existe ordinairement avec une complication d'autres affections de la peau.

RUPIA. — Bulles volumineuses, non contagieuses, aplaties, isolées, remplies d'un fluide séro-purulent, quelquefois noir, et auxquelles succèdent des croûtes épaisses et des ulcérations plus ou moins profondes ; c'est surtout aux membres inférieurs que se développe cette affection, cependant elle peut envahir les autres parties du corps.

Le *rupia simplex*, le *rupia proeminens*, le *rupia*

escarotica ne diffèrent entre eux que par l'étendue et l'intensité plus ou moins grande de l'éruption.

QUATRIÈME ORDRE. — **PUSTULES**

ECTHYMA. — Inflammation de la peau, non contagieuse, avec pustules larges, arrondies, presque toujours discrètes, c'est-à-dire éloignées les unes des autres, à base enflammée ; à ces pustules succèdent des croûtes plus ou moins épaisses laissant après elles ordinairement une tache rouge assez persistante et quelquefois une petite cicatrice.

C'est surtout aux membres, aux épaules et aux fesses que se présente cette éruption, et ordinairement à un seul membre, quoique pouvant à la longue envahir tout le corps.

IMPÉTIGO. — Éruption non contagieuse de pustules très-rapprochées les unes des autres, qui laissent après elle des croûtes épaisses, rugueuses et jaunâtres.

Variétés : *Impetigo figurata, impetigo sparza, impetigo larvalis, impetigo granulata.*

L'*impetigo figurata*, l'*impetigo sparza* offrent les mêmes caractères, et ne diffèrent entre eux que par l'aspect de la maladie ; dans le premier, l'agglomération des pustules donne une espèce de figure aux croûtes réunies dans un petit espace ; dans l'autre, au contraire, les pustules sont disséminées, mais cependant suivent la même marche que la précédente.

L'*impetigo larvalis*, ou croûte de lait, n'est autre chose que la gourme des enfants ; il offre des croûtes jaunes verdâtres, tantôt lamelleuses et minces, tantôt épaisses et rugueuses. Cette maladie peut présenter différentes variétés suivant le degré de l'inflammation de la peau et l'épaisseur des croûtes. On sait que c'est surtout au front et aux joues que se développent primitivement ces pustules.

L'*impetigo granulata*, variété de l'*impetigo larvalis*, est caractérisé par des croûtes séparées et grises, d'une figure très-irrégulière, ayant pour siége la tête ; ces croûtes, qui succèdent à de petites pustules, se développent surtout en arrière de la tête, mais souvent envahissent tout le cuir chevelu, et, quoique se rencontrant quelquefois chez les adultes, c'est sur l'enfant surtout qu'on les trouve ordinairement.

ACNÉ. — Affection pustuleuse non contagieuse, caractérisée par la présence de pustules discrètes, à base enflammée et dure, laissant ordinairement après elles des tumeurs dures, rouges, circonscrites, presque indolentes et qui ne se guérissent que très-difficilement ; cette maladie semble formée par l'inflammation ou la trop grande sécrétion des follicules sébacées de la peau. Plus commune chez les adultes, c'est à la figure, sur le nez, les tempes et le front, sur les épaules et la partie antérieure de la poitrine que l'on observe surtout cette éruption.

L'*acné simplex*, l'*acné indurata*, l'*acné rosacea*, l'*acné punctata*, l'*acné sebacea*, telles sont les différentes dénominations données par les auteurs à l'*acné* suivant la forme particulière de l'éruption. Il nous semble vraiment oiseux de décrire des variétés de maladies qui diffèrent à peine et dont le traitement est le même.

Nous ne voulons pas ici discuter s'il est utile ou non de se livrer à des études aussi minutieuses ; pour nous, ce sont là des subtilités sans profit aucun au point de vue du malade, et nous ne nous en occuperons pas.

MENTAGRE. — Cette affection non contagieuse ne semble différer de l'*acné* que par le siége qu'elle occupe ordinairement sur le menton et les régions sous-maxillaires.

Nous le répétons encore, il nous semble futile de perdre son temps à décrire des maladies qui se ressemblent, à leur donner des noms nouveaux, quand le type de l'éruption est le même, quand le traitement est identique.

PORRIGO. — Maladie contagieuse à éruptions pustuleuses ayant pour siége ordinaire le cuir chevelu, quoique pouvant s'étendre sur le reste du corps, et laissant après elle de petits ulcères sous d'épaisses croûtes. Les auteurs ont encore ici créé un grand nombre de variétés basées sur des caractères sans importance ; nous nous contenterons de les énumérer :

Le *porrigo larvalis*, ainsi nommé parce que les traits de la face sont souvent cachés sous d'épaisses croûtes.

Le *porrigo furfurans*, à petites écailles semblables à celles du pytiriasis et disséminées sur la tête.

Le *porrigo lupinosa*, le *porrigo favosa*, ainsi que le *porrigo scutalata*, semblent aux yeux de certains auteurs être le type de la maladie dite *porrigo*, tandis que les précédentes, ainsi que le *porrigo decalvans*, leur semblent être des variétés de maladies déjà décrites dans les vésicules, comme l'*eczéma chronique*, ou à décrire, comme le *pytiriasis capitis*.

Nous espérons, cher lecteur, que vous nous tiendrez compte de notre bonne volonté : en vous énumérant ainsi toutes ces variétés à caractères peu précis que les auteurs ont cru devoir établir ; en vous les nommant, nous avons voulu vous prouver simplement que nous étions au courant des travaux scientifiques, mais nous nous demandons en vérité à quoi bon cet étalage de mots latins, ces divisions et sous-divisions à l'infini. Nous sommes toujours en présence des mêmes maladies, le pronostic est le même et le traitement aussi.

CINQUIÈME ORDRE. — PAPULES

LICHEN. — Maladie non contagieuse, carac-

térisée par de toutes petites élévations pleines,
solides, quelquefois un peu rouges, mais ordinairement de la couleur de la peau, agglomérées
et occasionnant un prurit fort désagréable.

C'est surtout à l'état chronique que se rencontre cette affection, qui se développe presque sur
tout le corps, mais principalement sur les mains
et les avant-bras, le cou et la figure.

Nous retrouvons partout cette rage des divisions et sous-divisions : ainsi, *lichen pilaris* se
développant aux points recouverts par des poils.

Lichen lividus, c'est-à-dire à teinte violacée.

Lichen circonscriptus, éruption sous forme de
cercles plus ou moins grands. — *Lichen gyratus*,
sous forme de ruban qui, partant de la partie antérieure de la poitrine, gagne la partie interne du
bras.— *Lichen urticatus*, qui ressemble à la piqûre
faite par des orties. — *Lichen strophulus*, se développant chez l'enfant à la mamelle et se subdivisant en *strophulus intertinctus, strophulus con-
fertus, strophulus volaticus, strophulus albinus,
strophulus candidus*; cette maladie se développe
ordinairement sous l'influence de la dentition ou

dans les cas d'inflammation des organes internes.

On peut comprendre sous le nom de *lichen sim-plex* les variétés dont nous venons de parler.

Lichen agrius. — Le *lichen agrius* a des carac-tères bien précis et forme réellement une indivi-dualité qui mérite d'être étudiée. Voici ses symp-tômes : il présente toujours une grande quantité de petites papules très-rouges, très-enflammées, saillantes, comme pointues ; la peau qui est le siége de cette éruption est elle-même enflammée et rouge avec chaleur et douleur ; ces papules laissent après elles des petites croûtes jaunâtres, un peu rugueuses, mais molles et faciles à faire tomber ; ces croûtes en tombant sont remplacées par des squammes minces. Cette maladie est toujours accompagnée d'une forte démangeaison ; les malades cherchent à s'emparer de corps durs pour se gratter avec plus de facilité.

PRURIGO. — Cette maladie ne diffère guère du *lichen* que par la largeur des papules, qui sont un peu plus étendues dans cette variété, sans change-ment de couleur à la peau, et surtout accompagnées, comme le désigne son nom, d'un prurit insuppor-table.

Le *prurigo mitis* et le *prurigo formicans* sont identiques, seulement l'intensité du second est beaucoup plus forte que celle du premier.

Le *prurigo senilis* se développe chez les vieillards.

Le *prurigo* des parties génitales peut donner lieu à des accidents très-graves, surtout chez la femme; il détermine souvent l'onanisme, et peut amener jusqu'à la nymphomanie.

Le *prurigo podiris* ne se distingue des précédents que par son siége autour de l'anus, chez les personnes sédentaires; il accompagne souvent les hémorrhoïdes ou des vers dans le rectum, ou bien encore une inflammation chronique de l'extrémité inférieure du rectum.

Cette affection est on ne peut plus facile à reconnaître; les malades, tourmentés continuellement par le prurit, se grattent et enlèvent une partie du sommet des papules d'où il découle une goutelette de sang qui, en se coagulant, donne à la maladie un aspect tout particulier et qu'il est impossible de ne pas reconnaître lorsqu'on l'a vu une seule fois.

SIXIÈME ORDRE. — SQUAMMES

LÈPRE. —Maladie non contagieuse, caractérisée par des plaques élevées sur leurs bords, arrondies et déprimées au centre, lesquelles finissent souvent en se développant par n'en former qu'une seule; plusieurs maladies étaient confondues dans le temps sous le nom de *lèpre*; aujourd'hui la lèpre vulgaire est un type assez commun et facile à reconnaître, surtout lorsqu'elle se présente sous forme d'anneau; c'est aux articulations et principalement aux coudes et aux genoux que se présente cette éruption, cependant elle peut envahir toutes les parties du corps sans distinction.

PSORIASIS. — Maladie non contagieuse, caractérisée par des plaques plus ou moins étendues, irrégulières, élevées au-dessus de la peau et recouvertes d'écailles minces, blanches, nacrées.

Le *psoriasis guttata* est la variété qui se présente sous forme de plaques séparées peu étendues; c'est l'affection qui sert de trait d'union entre la *lèpra vulgaire* et le *psoriasis inveterata*.

Le *psoriasis diffusa* est caractérisé par des plaques plus étendues, plates, à angles tout à fait irréguliers, formant de larges surfaces informes, à squammes plus ou moins épaisses et plus ou moins adhérentes.

Le *psoriasis inveterata* a les mêmes caractères que le précédent, mais il est plus grave et attaque des parties beaucoup plus considérables. Nous venons de guérir en une semaine un cas de *psoriasis inveterata* qui, depuis des années, résistait à tous les traitements ordinaires, et qui occupait le corps en entier, de telle sorte que le malade semblait s'être recouvert d'un vêtement écailleux complet.

Dans ce cas, la peau est épaissie, fendillée ; elle est rouge, quoique peu enflammée et très-peu douloureuse ; elle laisse au toucher la sensation d'une véritable râpe.

Le *psoriasis gyrata* (cette variété devrait être placée avant le *psoriasis inveterata*, car elle est beaucoup moins grave), occupe ordinairement de petits espaces sur la peau ; sa forme seule la distingue du *psoriasis guttata*, en ce sens que les plaques semblent contournées en spirale ; elles sont peu nombreuses, étroites et n'occupent guère qu'une partie du tronc ; c'est sans doute sa rareté qui l'a fait placer hors ligne : à peine si l'on en rencontre quelques cas dans une longue pratique.

Bien entendu, ces divisions, basées sur la gravité de la maladie, ne suffisaient pas aux auteurs : ils en ont établi d'autres. Suivant le siége, on a le *psoriasis ophthalmica*, le *psoriasis labialis*, le *psoriasis preputialis*, le *psoriasis scrotalis*, le *psoriasis palmaria*, le *psoriasis dorsalis*, le *psoriasis unguium*.

PITYRIASIS.— Maladie non contagieuse, caractérisée par de petites plaques écailleuses, légères, se renouvelant sans cesse et ayant pour principal siége le cuir chevelu et les endroits recouverts de poils. Le *pityriasis* peut cependant occuper toutes les parties du corps et être accompagné d'une coloration particulière de la peau.

De là les dénominations de : *pityriasis capitis* ou de la tête ; *pityriasis rubra*, accompagné d'une rougeur interne de la peau ; *pityriasis versicolor*, accompagné surtout d'une nuance jaunâtre qui persiste quelquefois assez longtemps après la guérison ;

pityriasis nigra, où la peau qui sert de siége à l'éruption offre une teinte noirâtre.

ICHTHYOSE — Maladie non contagieuse, caractérisée par le développement sur presque tout le corps de squammes larges, dures, sèches, d'un blanc grisâtre, imbriquées, formées par l'épiderme, sans inflammation ni coloration de la peau, sans chaleur ni démangeaison, mais comportant une altération profonde du derme sous-jacent.

C'est aux parties internes des membres et aux endroits où la peau est la moins épaisse que se manifeste de préférence cette éruption. Nous l'avons dit, l'*ichthyose* est le plus souvent générale.

Les auteurs prétendent qu'ordinairement congéniale, c'est-à-dire datant de la naissance, elle dure toute la vie; ceci ne semble pas très-rassurant pour le malade.

Dans l'enfance, la peau ne paraît pas profondément altérée, elle semble moins fine, moins unie, un peu terne et chagrinée, mais, au fur et à mesure que l'enfant se développe, la maladie se caractérise; la peau se recouvre de petites lamelles peu résistantes, grisâtres; elle s'épaissit, devient farineuse; enfin, à l'âge adulte, les accidents se sont aggravés, la peau épaissie est fendillée et recouverte d'écailles grises, sèches, dures, résistantes, quelquefois d'un blanc nacré et entourées d'un cercle brun ; ces croûtes tombent ou s'arrachent facilement sans douleur, laissant à découvert la peau, qui donne au toucher la sensation d'une râpe ou plutôt de la peau de chagrin.

Heureusement que cette affection n'altère en rien l'économie ; les autres fonctions organiques se font sans trouble réel, la peau seule ne fonctionne plus ; cependant on observe toujours un point de la peau qui, alors, remplace pour ainsi dire toute la surface malade et dont les sécrétions deviennent d'une abondance extrême.

Nous sommes arrivés à des ordres de maladies qui heureusement ne se rencontrent que très-rarement, et pour lesquelles nos moyens de guérison n'ont pu même être tentés dans différents cas. Nous allons les examiner brièvement ; nous aurons le soin d'indiquer les affections dans lesquelles, ayant pu employer notre traitement, nous avons eu à enregistrer les résultats obtenus.

ÉLÉPHANTIASIS DES GRECS. — Maladie non contagieuse, caractérisée par des tubercules saillants très-irréguliers, mous, rouges foncés; en principe cette couleur brunit, c'est avec une teinte fauve bronzée qu'on l'observe ordinairement; la sensibilité de ces tubercules est très-inconstante, mais ce qui caractérise surtout cette affection, c'est le gonflement du tissu cellulaire sous-cutané qui donne au malade un aspect hideux, et comme c'est à la figure que se trouve son siége de prédilection, les malades sont complétement défigurés; quelquefois cependant elle occupe les membres, et surtout les membres inférieurs.

Nous n'avons encore eu qu'un seul cas d'*éléphantiasis* à soigner, et cela chez un Indien. La maladie durait depuis huit ans : elle avait envahi toute la figure. Il vint nous consulter et suivit notre médication très-exactement; quatre mois de traitement suffirent à une complète guérison, et depuis deux ans il n'y a pas eu de récidive.

FRAMBOESIA. — Cette maladie non contagieuse

est caractérisée par des tubercules ayant l'aspect de framboises ou de grosses mûres.

Comme l'*éléphantiasis des Grecs*, et peut-être plus encore, elle est très-rare en Europe ; ce n'est que dans les pays chauds qu'on la rencontre assez souvent. Pour notre compte, nous n'avons pas encore été appelé à donner des soins à des sujets atteints de cette affection, dont le siége principal est au cuir chevelu, à la face et aux organes de la génération.

MOLLUSCUM. — Maladie non contagieuse, caractérisée par le développement de tubercules ayant l'aspect des tubérosités qui se développent sur l'érable. Comme nous n'avons jamais eu l'occasion d'observer cette maladie, d'ailleurs extrêmement rare en nos pays, nous croyons inutile de nous en occuper plus longtemps.

HUITIÈME ORDRE. — MACULES

On appelle ainsi les affections caractérisées par un changement de couleur à la peau, non pas de ces changements momentanés comme dans l'*ictère* ou la *chlorose*, mais bien une couleur persistante, anormale de la peau.

COLORATION :

Teinte bronzée. — Nous ne voulons pas parler de cette teinte particulière due à l'administration interne du nitrate d'argent comme médicament, mais bien de cette coloration bronzée arrivant brusquement, sans causes connues.

Le *lintigo* ou taches de rousseur.

Les *éphélides* ou taches hépatiques.
Ces trois sortes de coloration, quand elles ne sont absolument que des colorations de la peau, sans reconnaître pour cause une maladie interne, ne constituent pas pour nous des affections de peau ; cependant nous avons fait disparaître très-fréquemment, par notre traitement hygiénique, les taches de rousseur et les *éphélides*.

Les *nævi* sont les taches de la peau vulgairement appelées *envies*, et attribuées, sans motif plausible, aux impressions éprouvées par la mère pendant sa grossesse et transmises à l'enfant.

Les *nævi* ne sont parfois qu'une simple coloration de la peau. Le plus souvent, ces colorations sont dues au développement anormal des vaisseaux, et alors elles offrent des caractères bien distincts. Dans le premier cas, tout à fait superficielles, elles constituent des taches rouges ou violettes (taches de vin), et varient de couleur sous une masse d'influences : écart de régime, impression morale vive, etc. Dans le second, elles sont saillantes et constituent ce que l'on appelle les tumeurs érectiles, de véritables *frambœsia*.

SIGNES. — Les *signes* ont été considérés comme des maladies de peau, mais on s'en inquiète rarement, à moins qu'ils ne prennent un grand développement, ils rentreraient alors dans les *nævi*.

DÉCOLORATION :

Albinisme. — On appelle ainsi une décoloration générale et congéniale de la peau, d'autant plus singulière qu'on peut l'observer sur toutes les races humaines ; cet état de la peau est ordinairement accompagné d'une décoloration générale du système poilu. L'œil a un aspect particulier ; les individus atteints de cette affection ne peuvent supporter la grande lumière dont l'éclat devient douloureux ; ils sont ordinairement petits, peu développés, très-délicats, et à facultés intellectuelles fort obtuses.

Vitiligo. — La décoloration de la peau peut être partielle ; elle est congéniale ou accidentelle. Jusqu'à présent on n'a observé le *vitiligo congénial* que sur les nègres qui portent alors le nom de *nègres-pies*.

Le *vitiligo accidentel*, c'est-à-dire celui qui s'observe quelquefois chez les blancs, peut se développer sur toutes les parties du corps, mais il se rencontre ordinairement sur les bourses chez l'homme ; les taches blanches offrent des différences dans leur forme et dans leur étendue.

NEUVIÈME ORDRE. — **LUPUS**

LUPUS. — Cette maladie débute ordinairement par des tubercules assez volumineux, rouges foncés, indolents, qui tendent à envahir les parties environnantes et détruisent les tissus sous-jacents ;

la plaie offre alors l'aspect d'ulcère de mauvaise nature, qui se recouvre de croûtes brunes très-adhérentes, laissant après elles de nouvelles ulcérations plus profondes, plus étendues.

Les auteurs, tenant compte des ravages plus ou moins profonds produits par le *lupus*, en ont distingué trois sortes : le *lupus qui s'étend en largeur*, celui qui *s'étend aux dépens des couches profondes*, et celui qui *s'accompagne d'épaississement de la peau* (hypertrophie).

C'est à la face et surtout au nez que se trouve son lieu d'élection ordinaire : on ne s'explique pas cette prédilection ; on le rencontre cependant quelquefois sur toute la partie supérieure du corps. Pour nous, cette maladie fait partie de l'ordre des *tubercules*, car toujours elle débute, si ce n'est par des tubercules, du moins par des points durs et élevés. Son pronostic et son traitement viennent encore corroborer notre opinion, et il nous semble logique de rapprocher les maladies dont la marche et les moyens de guérison sont les mêmes.

DIXIÈME ORDRE. — PELLAGRE

PELLAGRE. — Maladie non contagieuse, presque

inconnue en France, et qui semble n'être qu'une affection symptomatique de l'altération des fonctions du tube intestinal. Nous ne nous occuperons donc en aucune façon de cette maladie.

BOUTON D'ALEP. — Nous ne pourrions que répéter pour le *bouton d'Alep* ce que nous avons dit de la *pellagre*.

ONZIÈME ORDRE. — SYPHILIDES

SYPHILIDES. — Maladie symptomatique d'une affection constitutionnelle. On désigne ordinairement sous ce nom toutes les éruptions à la peau, de quelque caractère que ce soit, et qui sont dues à une affection vénérienne; il faudrait par conséquent rentrer dans une description déjà faite pour énumérer l'aspect de chacune de ces éruptions, c'est au médecin, aidé par la franchise du malade, à établir son diagnostic, et par suite le traitement à suivre; chaque jour, hélas! le praticien est appelé à constater de pareilles maladies; il serait aussi dangereux de méconnaître la source de ces affections que de l'indiquer lorsqu'elle n'existe pas. Le médecin

doit donc en pareil cas être d'une prudence extrême,
et se tenir en garde contre les erreurs, surtout lorsqu'il s'agit d'un diagnostic à propos d'un enfant.
Il doit alors se contenter d'exprimer un doute ; en
effet, l'enfant peut être le malheureux héritier d'une
maladie de ses parents, ou bien aussi avoir sucé
avec le lait de sa nourrice le principe morbifique,
et dans ce dernier cas les lois punissent avec une
telle sévérité la malheureuse coupable, qu'il faut
être bien sûr de l'origine du mal pour établir un
jugement qui peut apporter dans une famille la
misère et le déshonneur.

DOUZIÈME ORDRE. — PURPURA.

PURPURA. — Maladie non contagieuse, caractérisée par des éruptions sous forme de plaques
plus ou moins rouges, et qui conservent leur couleur
sous la pression du doigt. Ces éruptions se font
ordinairement simultanément sur la peau et sur
les muqueuses, et elles sont presque toujours accompagnées d'hémorrhagies plus ou moins fortes.

Cette définition, donnée par les auteurs eux-mêmes, prouve qu'ils ont eu tort de classer cette affection parmi les maladies de peau. En effet, nous avons là tous les caractères d'un épanchement de sang ; ce n'est donc pas une maladie proprement dite de la peau, mais bien une maladie générale avec symptômes hémorrhagiques qui se manifestent aussi bien à la peau que sur les autres organes.

Les auteurs ont divisé cette éruption en 5 classes, savoir :

1° Le *purpura simplex*. Plaques hémorrhagiques, petites, d'un rouge clair, disparaissant aussi promptement qu'elles se manifestent ;

2° Le *purpura hemorrhagica*. Épanchement plus évident ; taches plus nombreuses, d'un rouge plus foncé, souvent d'une teinte livide ; nous pensons avec beaucoup d'auteurs que le *purpura hemorrhagica* n'est autre chose qu'une forme du scorbut ;

3° Le *purpura urticans*, dont le nom est dû à la forme éruptive, présente une légère tuméfaction de la peau ;

4° Le *purpura senilis*, n'offrant aucune particu-

larité, si ce n'est celle de se présenter chez les vieillards ;

. 5° Et enfin le *purpura contagiosa*. Ce nom
pourrait faire croire à la possibilité de la contagion
dans le *purpura*, mais, comme bien d'autres, il a été
donné à tort : le *purpura contagiosa* n'est qu'un
accident d'une affection contagieuse, le *typhus*, ce
sont les taches ou pétéchies que l'on observe vers
la fin du premier septenaire de cette maladie ,
que quelques auteurs ont nommée *purpura
contagiosa*.

TREIZIÈME ORDRE. — ÉLÉPHANTIASIS DES ARABES

ÉLÉPHANTIASIS DES ARABES. — Les auteurs
caractérisent ainsi cette maladie : gonflement dur,
plus ou moins étendu du tissu cellulaire sous-cutané,
avec déformation plus ou moins considérable des
parties qui en sont le siége.

Peut-on dire plus clairement que l'*éléphantiasis
des Arabes* est une maladie spéciale du tissu cellulaire dont le retentissement se fait sentir sur le
derme ? Ce qui pourrait étonner, c'est qu'il en fût

autrement : le tissu cellulaire forme une couche entre les muscles et la peau ; cette couche intermédiaire modifie donc, selon son plus ou moins de volume, la forme particulière du corps ; elle est traversée par les nerfs et les vaisseaux qui sont chargés de porter à la peau et la nourriture et la sensibilité ; il est de toute évidence que nerfs et vaisseaux, altérés eux-mêmes par ce passage à travers cette couche malade, doivent contribuer à l'altération du derme.

C'est donc à tort, on le voit, que cette maladie est classée parmi les maladies de peau.

Heureusement pour nous, on observe rarement, pour ne pas dire jamais, cette affection dans nos pays ; elle semble au contraire régner d'une façon endémique dans les pays chauds.

QUATORZIÈME ORDRE. — KÉLOIDE

KÉLOIDE. — Nous nommons cette maladie pour mémoire : nous ne l'avons jamais vue, ni dans les hôpitaux, ni dans notre clientèle ordinaire ; nous espérons bien avoir ce bonheur longtemps encore. En tous cas, ce ne sera que d'après notre expérience personnelle que nous nous permettrons de la décrire.

Nous avons terminé la description des maladies appelées par les auteurs *maladies de peau*. Nos lecteurs ont vu combien de ces affections ont été éliminées par nous, comme n'étant que des symptômes d'altérations plus ou moins profondes de l'individu ; nous établirons d'une façon plus stricte encore, quand il sera question du traitement, cette séparation des maladies propres au derme et des maladies symptomatiques.

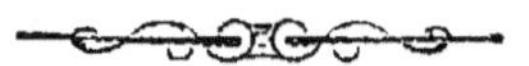

VII

DIAGNOSTIC

Les dermatologistes attachent, en général, une très-grande importance au diagnostic différentiel des maladies de la peau, et beaucoup prétendent que, sans les connaissances minutieuses de ce diagnostic, il est presque impossible de formuler un traitement et par conséquent presque impossible de guérir les malades.

Cette difficulté de diagnostic est quelquefois tellement grande que des auteurs du plus grand mérite sont souvent en contradiction de la manière la plus flagrante.

Ce fait arrive surtout dans le cas si fréquent où deux ou trois maladies de peau, offrant à peu près les mêmes caractères, se trouvent réunies sur le même individu et liées pour ainsi dire intimement entre elles ; il faut alors des recherches microscopiques ou la manifestation de quelques symptômes aigus pour guider le praticien même le plus exercé.

Nous en demandons pardon aux auteurs, mais leurs craintes nous semblent grandement exagérées et, s'ils veulent expérimenter notre méthode de traitement, ils renonceront bien vite à ce luxe de science, à cet étalage de minuties qui leur font perdre un temps précieux pour le malade qui ne guérit pas, et cela sans que la vraie science fasse un pas au milieu des arguties d'école.

Pour nous, le diagnostic dans les maladies de la peau ne peut avoir qu'un but : savoir s'il y a *complication ;* nous insistons sur ce mot complication. Là est pour nous la clef de voûte du diagnostic, là aussi le guide le plus certain du traitement.

Telle ou telle affection sera-t-elle ou non longue à guérir ? Nous avons besoin de rassurer le malade, de lui faire prévoir l'époque vraie de la guérison. Vient-il nous trouver pour être guéri de la gale, cette maladie causée et entretenue par un insecte, et qu'une heure suffit à guérir. Nous avons alors à nous demander si la gale est seule ou compliquée d'une autre éruption ; non que notre traitement en puisse être de beaucoup modifié, mais afin de pouvoir dire au malade : « Vous ne serez guéri qu'à telle époque, parce que votre gale, dont nous vous débarrassons immédiatement, est compliquée d'une autre maladie. »

Vient-il avec une affection simple du derme ? Le pronostic est nécessairement favorable, la maladie suivra telle marche et dans tel laps de temps elle aura disparu ; mais si cette affection dermatoïde n'est que le symptôme d'une altération profonde de l'individu, nous n'avons plus pour ainsi dire à nous occuper du symptôme, mais bien de l'altération première : Là doit se porter toute notre attention ; car le pronostic sera plus ou moins grave, selon la gravité de la maladie que nous aurons dès lors à étudier avec le plus grand soin.

Dernièrement un malade vient à notre consultation : Il attribue son dépérissement à une maladie de peau : Nous l'examinons attentivement, nous diagnostiquons une complication des plus graves : Cette maladie de peau est le symptôme d'une affection constitutionnelle, Nous essayons d'éclairer le malade sur sa véritable situation ; mais, malgré notre énergique affirmation, il ne veut pas s'en rapporter à nous et se traite par les bains sulfureux, les purgatifs et une alimentation légère. A

l'aide de ce régime, la maladie prit un développement considérable ; on ne pouvait plus se tromper
sur le diagnostic, mais il était trop tard : ce malheureux, vaincu par la douleur, n'eut pas le courage
de supporter jusqu'à la fin les souffrances intolé-
rables auxquelles il était en proie.

Ainsi donc, savoir s'il y a ou non complication,
voilà le point essentiel du diagnostic.

Si l'affection dermatoïde est aiguë et sans complication, nous la traitons simplement par les moyens
hygiéniques et préservatifs ; si elle est chronique et
également sans complication, quelle qu'elle soit,
nous n'avons qu'une manière de la traiter, c'est
par nos savons médicamenteux. Aiguë ou chronique, s'il y a complication, nous avons à nous
préoccuper de cette complication, nous avons à
guérir l'altération dont la maladie de peau n'est
qu'un symptôme.

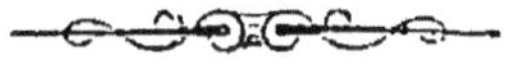

VIII

PRONOSTIC

Jusqu'ici, cher lecteur, vous n'avez guère vu matière à vous réjouir ; les auteurs s'embarrassent dans leurs définitions, jamais sûrs de la maladie qu'ils soignent, le pronostic s'en ressent et le traitement aussi ; ils·ont si peu vu de guérisons qu'ils ne veulent y croire et leurs pronostics sont peu rassurants.

Ne soyez pas inquiets pourtant, ayez confiance en nous et voyez combien nous sommes certains de ce que nous disons : nous osons vous affirmer, et cela de la manière la plus formelle, que vous guérirez, bien mieux, que vous guérirez vite.

Nous avons, si vous vous le rappelez, classé les maladies en maladies aiguës, maladies chroniques simples, et en maladies aiguës ou chroniques avec complication ; le pronostic correspond à ces trois ordres d'affections. Dans le premier cas, le pronostic, comme celui des auteurs en général, est favorable ; du jour au lendemain, les phénomènes morbides sont atténués, sinon complétement disparus.

Dans le second cas, la maladie guérit également ; il faut plus longtemps, mais jamais elle ne résiste à trois mois de notre traitement.

Enfin, dans le troisième cas, on comprend que le pronostic découle de la gravité de l'affection première, de sa durée, de sa cause, de sa marche, etc. ; la maladie de peau devient un état secondaire dont nous ne nous occupons plus comme pronostic, mais simplement comme d'un symptôme dont il faut régler la marche.

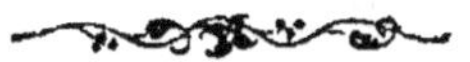

IX

TRAITEMENT

Enfin, nous voici arrivés à la partie essentielle pour vous, cher lecteur : le traitement, c'est-à-dire les voies et moyens de guérison.

Le traitement se divise, d'après notre méthode et notre classification en trois parties bien distinctes :

1° *Traitement préservatif*, qui se compose des substances qui favorisent les fonctions de la peau et des moyens indiqués par l'hygiène ;

2° *Traitement curatif* proprement dit : emploi des savons médicamenteux ;

3° *Traitement des maladies symptomatiques*, c'est-à-dire moyens à employer pour la guérison des maladies dont l'accident à la peau n'est qu'un symptôme.

Avant d'aborder le développement de chacune de ces divisions, disons un mot du traitement des affections éruptives symptomatiques : *rougeole, roséole, scarlatine,* etc. Les médecins en restent spectateurs, se bornant à combattre les causes qui les feraient disparaître ou à favoriser la sortie de l'éruption. Ils font de la médecine expectante, qui consiste à arrêter les accidents quand ils se présentent, ou à les prévenir par des soins hygiéniques quelconques. Nous l'avons dit, cette façon d'envisager le traitement de ce genre d'affection, la seule vraie d'ailleurs, confirme notre manière de voir : ce ne sont pas là des maladies intimes du derme, et l'on ne peut faire de médication directe.

Signalons en passant un fait : dans quelques maladies, dans le cas d'érythème par exemple, il se produit parfois, sous l'influence d'une cause quelconque, une altération passagère d'une des couches du derme ; nous avons alors recours tout simplement à la médication préservatrice.

TRAITEMENT PRÉSERVATIF

L'hygiène, nous l'avons dit, est le moyen préservatif le plus puissant contre les affections du derme ; aussi, lui avons-nous consacré un chapitre. Nous y traiterons des moyens qui peuvent favoriser le jeu des fonctions de la peau. En première ligne, nous aurons à nous occuper des affusions d'eau froide et des massages ; ils aident puisamment à rétablir des fonctions plus ou moins altérées : non-seulement nous les employons dans le traitement préservatif, mais encore dans le traitement curatif.

Comme moyens préservatifs, nous recommandons l'usage de notre savon de toilette, fabriqué avec le principe actif des varechs, et une eau de toilette astringente, destinée à resserrer les pores de la peau, à donner du ton au derme.

Ces divers moyens nous servent à maintenir à l'état sain les différentes couches du derme.

De tout ce qui précède on a dû conclure que c'est soit à une trop grande vitalité du derme, soit, au contraire, à une atonie particulière de cet organe que sont dues toutes les affections décrites par nous.

La malpropreté, le manque de soins si commun dans la classe pauvre, différentes causes particulières, l'emploi du blanc et du rouge, qui, par leur application, ferment les pores, etc., amènent forcément des altérations profondes du derme.

Nous citons à dessein l'usage des fards comme cause prédisposante des affections cutanées, d'abord parce que cela est vrai, ensuite parce que certaines personnes, forcées par leur profession même d'en user, ne peuvent conséquemment éviter cette cause de maladie. Nous nous sommes bien souvent préoccupés de trouver des moyens qui, journellement employés, détruisent l'intoxication journalière.

Les produits dont nous avons parlé tout à l'heure remplissent parfaitement ce but. Quand on s'en est une fois servi, on y revient ; quoi de plus probant ? Notre clientèle est là pour nous appuyer de son témoignage.

TRAITEMENT CURATIF

Notre traitement est tout externe : il consiste

uniquement dans l'emploi de nos savons médicamenteux.

Ici nous ouvrons une parenthèse, et quoique nous soyons solidaires l'un et l'autre de tout ce que contient ce livre, cependant, un de nous, le docteur Courtillier, croit devoir prendre la parole en son propre nom, parce que nous avons jugé utile de porter à la connaissance du public des faits qui lui sont personnels :

« Depuis quinze ans environ, notre esprit s'était tourné à modifier une partie des produits pharmaceutiques connus sous le nom d'onguents et de pommades. Ces préparations pharmaceutiques, presque toujours inefficaces, sont souvent dangereuses, et il n'est pas malaisé d'en donner le motif. Le médecin, pour. éviter l'absorption des virus contagieux, a l'excellente habitude, lorsqu'il doit toucher à une plaie de mauvaise nature ou introduire les doigts dans une cavité infectée, d'enduire ses doigts d'un corps gras quelconque, huile ou graisse, sachant fort bien qu'alors il n'y a plus de danger pour lui ; cependant, malgré cette pratique qui devait l'éclairer, il prescrivait tous les jours de mêler à de l'axonge (saindoux) les médicaments qu'il voulait faire absorber par le derme. On voit de suite que son but ne pouvait être que très-imparfaitement atteint, le corps gras bouchant les pores de la peau et s'opposant par conséquent à l'absorption du médicament : de là donc leur inefficacité ; mais il arrive de plus, que souvent la pommade ou l'onguent appliqué sur le derme malade se rancit en quelques minutes, soit par le fait même de la maladie, soit aussi par la chaleur de la peau ; ce fait ne peut que contribuer à aggraver le mal : de là le danger.

» Nous voulûmes modifier ce genre de préparations et, au lieu d'employer des pommades, leur substituer des savons qui, loin de gêner l'absorption des particules médicamenteuses, devaient au contraire la favoriser.

» Plusieurs formules de savons médicamenteux sont inscrites dans les formulaires qui sont entre les mains de tous les médecins et pharmaciens ; nous citerons entre autres le savon sulfureux désigné ainsi : « *Savon sulfureux du Dr Héreau*, ou *Savon de Barèges du Dr Héreau*. » Le Dr Héreau est mon oncle, et nous avions ensemble étudié cette question des savons.

» Or, un industriel modifiant peut-être le *modus faciendi* de ce savon, mais lui conservant ses éléments et son nom, a pu et peut vendre tous les jours, et ce, nous en convenons, sans danger aucun, le savon sulfureux comme savon de toilette. Nous nous crûmes donc autorisé à répandre nous-même le bénéfice de notre travail, non-seulement parce qu'il était nôtre, mais encore parce que notre diplôme nous paraissait pour le public une garantie scientifique suffisante. La société dite de Prévoyance des Pharmaciens en jugea autrement : elle tint à nous prouver qu'à la corporation des pharmaciens et même il paraît, dans certains cas, à des industriels n'offrant pas de garanties scientifiques, appartenait le droit, et non à nous, médecin, de créer ou de propager des produits nouveaux ; nous eûmes un procès.

» Il faut qu'on sache que tout médicament non inscrit au codex ou dans les bulletins de l'académie de médecine, est considéré comme médicament secret. Or, le codex n'a pas été revisé depuis 1827, et les esprits les mieux autorisés renoncent à présenter des rapports à l'académie ; si donc l'on veut créer quelque chose de nouveau, il devient presque impossible de ne pas être en contradiction avec le codex, et l'on est constamment sous le coup de poursuites comme remèdes secrets.

» Bref, nous perdîmes notre procès ; obligés de nous restreindre, et ne voulant pas cependant laisser perdre le fruit d'un travail utile, nous cherchâmes autour de nous à qui confier le succès de notre œuvre. **M.** Meynet, pharmacien, s'occupait, lui aussi, depuis assez longtemps, au point de vue pharmaceutique, de recherches analogues aux nôtres, de la transformation des pommades et onguents en savons; nous lui fîmes part de notre désir; il saisit avec ardeur l'occasion qui lui était offerte de compléter ses propres travaux sur cette importante question; il nous demanda l'autorisation de mettre sous la garantie de notre nom et de notre compétence spéciale, sous le couvert de notre méthode, l'exploitation industrielle qu'il méditait déjà, et pour laquelle il avait préparé plusieurs sortes de savons, entre autres un au goudron; il crut juste et équitable d'ailleurs d'associer sur ses étiquettes et prospectus à son nom, le nom de celui qui avait le plus travaillé cette question, et si gloire devait en rejaillir, de la partager avec nous.

» M. Meynet, manipulateur éclairé, pharmacien sachant se renfermer dans le codex, et vaincre les difficultés, prépara des savons médicamenteux où sont conservés les éléments et les proportions des pommades du codex; il fit des saponés de pommades du codex, et choisit celles dont les formules se rapprochaient le plus des savons dont l'expérimentation nous avait réussi.

» C'est donc avec les saponés préparés par M. Meynet, *saponés de pommade antipsorique*, *saponés de pommade du régent*, *saponés de pommade d'iodure de potassium*, que nous avons repris nos expériences ; pour nous, plus de doute aujourd'hui. Ces médicaments nous ont donné tous les résultats satisfaisants de nos anciennes préparations, dont l'unique avantage était d'être incomparablement plus faciles à fabriquer, mais cela ne nous regarde pas, c'est l'affaire de M. Meynet, qui a su triompher des obstacles. »

Les saponés médicamenteux qui viennent d'être cités dans le passage qui précède, sont les moyens que nous appliquons aujourd'hui à la guérison des maladies de peau. Les résultats que nous avons obtenus ne l'ont été par aucun médecin, et c'est par leur emploi que nous garantissons la guérison des maladies les plus rebelles.

Rien n'est plus simple, plus facile à employer et plus énergique en même temps ; en effet, on se sert des savons médicamenteux comme des savons ordinaires, en ayant le soin de frictionner légèrement les parties malades enduites de mousse de savon, jusqu'à ce que cette mousse semble complètement absorbée ; alors on lave les parties avec l'eau ordinaire ; cette friction doit être faite le matin et le soir.

Il n'appartient qu'au médecin de décider, suivant la gravité du cas, le nombre de frictions à faire, et l'emploi de tel ou tel médicament ; cependant, d'avance nous pouvons dire qu'avec le saponé antipsorique et le saponé du régent, on peut guérir toutes les affections aiguës ou chroniques, de la peau.

Ainsi, depuis l'affection la plus simple, *la gale*, guérie en une heure avec l'emploi de deux frictions, faites, l'une avant, l'autre après le bain de la durée indiquée, jusqu'au *psoriasis inveterata*, regardé par les auteurs comme une affection incurable, que nous guérissons en deux ou trois mois au plus, toutes les altérations du derme disparaissent comme par enchantement, toutes sont modifiées dans l'espace d'une huitaine de jours, et il suffit alors des moyens préservatifs pour empêcher la maladie de reparaître.

Il est une vieille prévention qu'il est bon de combattre ici, c'est celle de croire dangereux de guérir une maladie de peau, cette maladie devant infailliblement se reporter sur un autre organe : oui et non. Non, si nous avons à faire, comme dans les cas que nous avons désignés, à des maladies intimes de la peau, d'autant plus non, que, en principe, par notre traitement, nous amenons presque inévitablement une plus grande irritation à la surface du derme. Nous guérissons la maladie locale, il n'y a pas de raison pour qu'elle se porte ailleurs.

Mais il n'en est pas de même dans le cas d'altérations de la peau dues à une affection générale du sujet; on comprend alors, que si l'on fait disparaître un symptôme d'une affection grave, sans attaquer le principe, ce symptôme ne disparaîtra qu'à la condition de se développer sous une autre forme et sur un autre organe.

C'est dans le but de combattre et de guérir complètement ces sortes de maladies que nous avons institué notre troisième mode de traitement.

TRAITEMENT DES MALADIES SYMPTOMATIQUES

Dans ce mode de traitement, nous nous occupons très-peu du symptôme apparent à la peau, nous traitons cet accident toujours en vue de l'affection générale, et c'est surtout à celle-ci que nous nous attachons. Nous employons un sirop dépuratif, des pilules toni-dépuratives, un régime tonique et.

fortifiant, en un mot, tout le traitement prescrit d'ordinaire par les praticiens désireux d'obtenir promptement la guérison de leurs malades.

Que dirons-nous de plus? Devons nous citer quelques faits de guérison exceptionnels? Il nous répugne d'employer pareils moyens. Quel est le malade qui n'aura pas la persistance d'essayer quinze jours d'un traitement nouveau, et quel est celui qui ne continuera pas lorsqu'il aura vu de bons résultats couronner ses essais? Ne vaut-il pas mieux que chacun se rende compte ainsi par lui-même du bénéfice de la nouvelle médication.

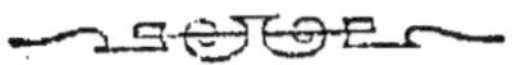

X

HYGIÈNE.

I

L'hygiène est l'art de conserver la santé. Cette définition que donnent les auteurs est parfaitement exacte, mais on pourrait ajouter que les moyens hygiéniques ont surtout pour but de conserver la santé de la peau, et par contre la santé générale, et contrairement à ce que l'on admet communément, nous prétendons que les affections de la peau, ont bien plus de retentissement sur la constitution en général que les maladies organiques sur la peau elle-même. En effet, si le derme est malade, si les fonctions de transpiration, de respiration, de sensibilité, etc., sont entravées ou arrêtées, non-seulement le derme souffre de maladies qui lui

6.

sont propres, mais encore toute la constitution s'en ressent.

L'hygiène doit donc intervenir pour conserver le tissu cutané à l'état sain, pour aider à en rétablir les fonctions quand elles sont altérées.

Nous ne croyons pas devoir donner de longues explications sur les règles hygiéniques, nous nous contenterons de les indiquer sous forme d'axiomes.

D'ailleurs, ce que nous allons dire est le résultat des principes hygiéniques, admis aujourd'hui par les auteurs qui ont le mieux étudié et le mieux compris cette question si importante de la médecine préventive ou hygiène.

DES AGES. — *Premier âge.* — Préserver les enfants du froid et de la trop grande chaleur ; renouveler l'air sans laisser s'établir des courants ; veiller à ce que la nourrice soit très-saine et ait un lait de bonne qualité ; éviter les impressions vives produites par la lumière, les transitions brusques du chaud au froid ; éviter de laisser l'enfant dans un lieu humide ; ne pas le sevrer brusquement.

Deuxième âge. — Nourriture saine, de facile digestion, peu excitante, prise à des heures réglées, air suffisamment renouvelé ; empêcher que l'enfant ne contracte des habitudes vicieuses.

Troisième, quatrième, cinquième âges. — Veiller à ce qu'aucun excès, de n'importe quelle nature, vienne troubler l'harmonie de la structure humaine; veiller à ce que l'enfant **ne** contracte pas d'habitudes vicieuses, et parmi ces habitudes, celles qui produisent le plus de ravages : phthisie, idiotisme, nous citerons la masturbation.

Les pères de famille nous comprendront ; qu'ils sachent bien que cette maladie naît souvent de la malpropreté. Des matières sébacées s'accumulent vers les parties génitales, et causent un prurit qui force l'enfant à se gratter et à se toucher fréquemment.

DES SEXES. — Les deux sexes sont aussi sujets aux maladies de peau l'un que l'autre, les règles hygiéniques sont à peu près les mêmes pour l'un et pour l'autre.

CONSTITUTIONS. — 1° *Constitution sanguine.* User avec modération dés émissions sanguines et des purgatifs, faire de l'exercice, avoir une alimentation saine, mais pas trop nourrissante ; habiter des appartements spacieux où l'air circule librement.

2° *Constitution nerveuse.* — Régime succulent, bains stimulants, bains de sel ou de mer, exercice journalier en plein air ; vie active et laborieuse à la campagne; éviter les émotions violentes, joyeuses ou pénibles ; se garder des excès.

3° *Constitution lymphatique.* — Habitation saine, aérée, dans un endroit élevé, exercice en plein air, alimentation saine, abondante, composée principalement de viandes rôties et de vin ; éviter surtout l'influence de l'humidité. On se trouve bien de faire usage des pilules toni-dépuratives ou du sirop dépuratif.

IDIOSYNCRASIE. — C'est une prédisposition particulière, individuelle à tout être atteint de telle ou telle affection cutanée ou autre. Il est difficile de préciser des règles ; le régime et une médication exceptionnelle, tels sont les moyens propres à combattre les idiosyncrasies. C'est au médecin à prescrire pour chaque cas spécial les moyens à employer.

HÉRÉDITÉ. — Certaines idiosyncrasies ou maladies se transmettent de génération en génération. On a proposé et appliqué comme moyen de les détruire, le croisement des races qui donne de bons résultats, mais il faut toutefois se garder d'unir deux êtres de constitution délicate. S'il est à craindre de voir une maladie héréditaire se développer chez l'enfant, il faut dès le premier âge en combattre le développement. On fera nourrir l'enfant à une autre nourrice que la mère, et on choisira la nourrice dans des conditions de santé et de constitution tout à fait opposées à celles de la mère. Après la lactation, on fera prendre à l'enfant une nourriture appropriée ; on l'élèvera sous un climat différent de celui qu'habite les parents, enfin on donnera les plus grands soins à son éducation physique et l'on s'occupera de développer chez lui la force par des exercices convenablement réglés.

HABITUDES. — Certaines habitudes sont une source de maladies souvent graves, nous avons parlé tout à l'heure de la masturbation. Une autre habitude dangereuse est l'abus des alcools qui entraîne souvent des accidents sérieux du côté de la peau. De pareilles habitudes, on ne les combat pas, il faut rompre brusquement avec elles.

Il en est d'autres qui tiennent à une profession manuelle, aux fonctions des organes des sens, à la vie de relation de l'individu ; celles-ci doivent être modifiées, sinon brusquement du moins rapidement. Un homme, d'ailleurs, doit toujours trouver en lui assez de force pour changer ses habitudes.

PROFESSIONS. — Pour la guérison des affections

cutanées principalement, on est fréquemment obligé de conseiller à certains individus le changement de profession, ou de les prévenir que constamment soumis aux mêmes causes prédisposantes, ils verront indéfiniment se renouveler les mêmes effets.

Nous citerons entr'autres professions qui prédisposent aux maladies de peau, celles de repasseuses, de boulangers, d'épiciers, etc.

CHALEUR. — Éviter avec le plus grand soin, l'exposition brusque ou prolongée à la chaleur, c'est l'une des causes des affections cutanées les plus graves.

On se recouvrira la tête d'une coiffure légère, composée de matières qui reflétent les rayons du soleil, ainsi que le font les arabes avec leur turban blanc.

Le repos pendant la grande chaleur est de règle chez les habitants des pays chauds, et cette mesure est essentiellement hygiénique. La nourriture et les boissons dans les pays chauds, doivent être légèrement stimulantes, mais on doit les prendre en moindre quantité.

MASSAGE.— Les affusions d'eau froide et les *massages (frictions prolongées sur les diverses parties* *du corps avec la main ou une brosse de flanelle)* sont largement pratiquées en Orient ; ces moyens que nous avons fréquemment conseillés, que nous recommandons encore tous les jours, nous ont donné les meilleurs résultats, nous avons vu des individus, surtout des jeunes gens à constitution débile, soumis pendant deux ou trois mois à un massage régulier, sembler renaître chaque jour à la vie et bientôt reprendre des forces, leur constitution se modifier profondément ; vous aviez vu un enfant chétif et souffreteux, vous retrouverez un jeune homme, ou une jeune fille, robustes, bien portants.

Dans les pays chauds, les vêtements doivent être légers et amples, et l'on doit apporter une grande sobriété dans l'exercice des organes génitaux.

FROID. — L'action du froid sur le tissu cutané est moins dangereux que celle de la chaleur, cependant il faut éviter les atteintes d'un grand froid, s'habiller chaudement, porter des vêtements amples, habiter des lieux secs, convenablement aérés et chauffés, prendre une alimentation abondante, user, mais pas abuser, de boissons alcooliques stimulantes.

Enfin, l'exercice, le mouvement, sont indispensables.

LUMIÈRE. — La privation de la lumière est une cause d'étiolement, et l'on ne saurait trop recommander de ne pas se priver de l'action bienfaisante de cet agent, cependant les extrêmes se touchent ; sous l'influence d'une lumière très-vive, la peau brunit et peut contracter certaines altérations morbides ; il faut donc éviter l'exposition prolongée à une lumière trop vive.

ELECTRICITÉ. — L'électricité comme la chaleur a une influence pernicieuse sur les maladies dermatoïdes, dont elle accroit l'intensité, ou dont elle provoque le développement.

AIR ATMOSPHÉRIQUE. — L'air atmosphérique nous environne et nous presse de toutes parts, il est absolument nécessaire à notre vie, il est à la fois notre nourriture essentielle, notre vêtement dont nous ne pouvons nous séparer ; la constitution de l'air doit donc avoir sur nous une influence immense, l'air chargé de principes miasmatiques en nous apportant la vie nous donne la mort. Est-il possible de nous soustraire à ces influences pernicieuses? La première règle d'hygiène consiste à éviter le contact immédiat et même médiat des malades. Il ne faut pas vivre dans leur atmosphère, mais cette mesure n'est pas toujours facile à prendre et, de plus, elle est antisociale ; on devra, en cas d'épidémie surtout, éviter les écarts de régime, les changements brusques de température, les exercices ou travaux trop violents, mener une vie aussi régulière que possible, éviter les préoccupations morales et se garder de la peur, souvent plus dangereuse que le mal lui-même.

On veillera à établir une bonne ventilation, et en fin de compte, à éloigner les malades ou les personnes prédisposées à être malades du foyer d'infection ; les dégagements de chlore, les cordons sanitaires, les quarantaines sont des moyens à peu près inutiles contre les maladies contagieuses. Il faudra se souvenir que les émanations, quelle qu'en soit la la nature, ont toujours une énorme influence sur le derme, organe de sensibilité par excellence.

SOL. — On comprend sans peine combien grandes peuvent être les influences du sol, suivant sa température, sa configuration, son exposition, ses rapports avec la surface des eaux, l'état de sa surface propre, sa composition et les divers terrains qui le constituent.

EAUX. — *Eaux douces.* — Les eaux stagnantes, réservoirs, étangs, marécages, dégagent constamment des effluves dangereuses. Entre autres maladies, les fièvres paludéennes se développent sous leur influence ; on évitera donc avec soin l'habitation prolongée auprès des eaux stagnantes.

Les eaux douces courantes, au contraire, paraissent d'une bonne influence sur la santé.

Eaux de mer. — Les eaux de mer stagnantes sont encore plus dangereuses que les eaux douces stagnantes, mais aussi le voisinage de la mer, l'atmosphère maritime, sont des moyens puissants pour rétablir la santé.

Aussi, nous l'avons dit, les affusions d'eaux froides ordinaires, ou mieux d'eaux de mer naturelles, les lotions astringentes sont de puissants moyens de guérison des affections de la peau.

CLIMATS. — Nous sommes obligés de répéter ce que nous avons dit à propos de la chaleur et du froid.

Climats chauds.— L'acclimatation dans les pays chauds est souvent difficile et ne peut s'opérer brusquement ; il faut y procéder progressivement, en habitant successivement des climats de plus en plus chauds. Il faudra de préférence habiter des lieux élevés, avoir une nourriture douce, peu substantielle, composée de viandes et de végétaux par parties égales, manger peu de fruits, porter des vêtements larges, se couvrir la tête d'une coiffure légère et propre à refléter les rayons du soleil, éviter les transitions brusques de température, l'abus des plaisirs vénériens et faire un exercice modéré.

Climats froids. — L'acclimatation dans les pays froids est bien plus facile que dans les pays chauds ; les maladies de peau sont moins fréquentes, et il suffit souvent, pour les guérir, du changement de température.

HABITATIONS. — Plusieurs considérations doivent nous guider dans le choix d'une habitation : 1° au point de vue de l'emplacement, préférer un lieu élevé ; 2° au point de vue du sol, construire les maisons au-dessus du sol ; pratiquer des caves bien aérées au-dessous du rez-de-chaussée ; 3° au point de vue de l'exposition , les bâtir de façon à avoir des chambres au nord pour l'été, au midi pour l'hiver ; éviter de les construire trop près des forêts.

Nous avons insisté plusieurs fois sur la nécessité d'habiter les lieux élevés, c'est proscrire le voisinage des eaux, de la mer, des marécages ; enfin, au point de vue épidémique, l'agglomération d'un grand nombre de personnes sous le même toit est très-dangereuse.

VÊTEMENTS. — On comprend que la composition des vêtements tient surtout au climat. Nous ne voulons pas nous étendre sur ce sujet ; du reste, nous en avons déjà parlé en traitant d'autres sujets hygiéniques ; cependant, en ce qui touche spécialement les maladies de la peau, nous devons prévenir nos lecteurs que souvent les gants mal préparés sont cause de plusieurs accidents, et que le choix de la coiffure est très-important, pour la nuit surtout, et dans ce cas nous conseillons, même dans nos climats, de ne pas se couvrir la tête. Les Grecs et les Romains ne se couvraient la tête que dans des circonstances exceptionnelles, à la guerre, en voyage, ou lorsqu'ils étaient malades.

Les vêtements doivent aussi être modifiés suivant les âges ; si l'on couvre la tête des enfants, c'est pour les prémunir contre les chutes, mais il faut employer une matière légère et peu chaude ; les bourrelets en baleine sont les meilleurs. Il serait heureux de voir changer notre coiffure ordinaire, le chapeau en castor ou en soie est peut-être la plus mauvaise de toutes.

Les perruques sont utiles aux vieillards chauves, elles les préservent d'une quantité d'indispositions.

Nous ne passerons pas en revue les vêtements destinés aux autres parties du corps ; disons seulement que les cravates sont plutôt nuisibles qu'utiles, surtout chez les vieillards, qui doivent bien prendre garde de se serrer le cou.

Les chaussures doivent être solides, et cependant assez souples, pour préserver les pieds contre les violences extérieures et en même temps se prêter facilement aux diverses cambrures du pied ; les oignons, durillons, etc., sont dus aux chaussures trop étroites ou trop dures. Il faut aussi, à l'aide de doubles semelles, se tenir les pieds chauds pendant les temps froids et humides.

Le corset chez la femme est le vêtement le plus nuisible que l'on ait pu imaginer ; comme nous n'espérons pas faire changer cet usage, nous conseillons de le porter très-lâche, et plutôt pour maintenir que pour comprimer.

Les femmes ont encore une bien funeste habitude : celle de se décolleter, et nous ajouterons qu'elles feraient bien d'adopter, en toute saison, le caleçon ou pantalon, que la crinoline a, d'ailleurs, rendu indispensable.

On comprend l'influence que doivent avoir sur les vêtements les climats, les saisons, la profession, les maladies, etc.

COSMÉTIQUES. — Nous renvoyons à cet égard nos lecteurs au chapitre PARFUMERIE, où nous avons parlé longuement des cosmétiques, qui ont une si grande influence sur les maladies de la peau.

BAINS. — *Balnéation*. — L'usage des bains remonte à la plus haute antiquité ; ils sont indispensables à l'état de santé et souvent utilisés dans la thérapeutique.

Les bains trop prolongés peuvent cependant être nuisibles en modifiant trop profondément les fonctions d'absorption et d'exhalation de la peau.

La température des bains doit varier suivant les

cas où ils sont administrés : soit à l'état de santé, ils doivent être à 30° ou 32° ; soit à l'état de maladie, où ils peuvent être ordonnés tantôt à une température plus élevée, tantôt au contraire au-dessous de 30°. Dans les bains l'eau agit par la pression, par son mouvement, par sa densité et par sa composition.

On peut donc diviser les bains en plusieurs catégories : 1° Bains d'eaux naturelles, bains froids, affusions et ablutions d'eau froide, bains de mer ; 2° Bains artificiels, bains chauds, tièdes ou très-chauds, bains d'étuve, bains de vapeur et bains russes.

On ne peut trop recommander l'usage des bains comme moyen de propreté ; ils sont destinés à dépouiller le corps de ses différentes souillures. Ils doivent être modifiés suivant les climats et les saisons, suivant l'âge, le sexe et les constitutions, et suivant les maladies.

VIRUS. — La seule règle hygiénique que l'on puisse indiquer est de se mettre le plus possible à l'abri de l'action des virus quelle qu'en soit la nature.

Pour en arrêter l'action, il faudra quelquefois avoir recours à la cautérisation au fer rouge ; à l'ammoniaque dans certains cas, et dans les piqûres d'insectes nous recommandons l'emploi de la lotion de toilette préservatrice au schebb des Arabes.

ALIMENTS. — Il faut, autant que possible, varier la nature des aliments et les approprier aux conditions des climats, des constitutions, des âges, des maladies, etc.

CONDIMENTS. — Ils se divisent en condiments sucrés, salés, acides, âcres, à principe d'huile essentielle, sulfurés, aromatiques, astringents, huileux, masticatoires; tous ces condiments sont employés journellement, ils facilitent la digestion, et tout au moins ne sont pas nuisibles. Cependant, il faut se garder d'en abuser, surtout dans certaines conditions de santé, qui ne peuvent être jugées que par le médecin.

CONSERVES. — On ne doit faire usage que de substances alimentaires parfaitement conservées; le cadre de notre ouvrage ne nous permet pas d'indiquer ces moyens.

RÉGIME. — Le régime est relatif à la quantité et à la qualité des aliments.

En ce qui touche la quantité. — Plus l'homme prend de l'exercice, plus il a besoin de se nourrir ; plus il fait chaud, moins il a besoin d'aliments.

Dans les maladies aiguës, on doit observer une diète plus ou moins rigoureuse.

Dans les maladies chroniques, la diète ne doit pas être aussi sévère ; dans bien des occasions même, le médecin prescrit une nourriture abondante.

L'insuffisance des aliments, de même qu'une trop grande abondance, occasionne une multitude d'affections.

En ce qui touche la qualité. — Ceci est une affaire de constitution, de climat et d'état de santé ; ce qui est bon aux uns peut être nuisible aux autres ; les goûts et les habitudes sont les guides ordinaires ; il faut, dans certains cas, demander l'avis du médecin.

BOISSONS. — 1° *Boissons aqueuses.* — L'eau de pluie, celle de source ou de rivière sont les plus généralement employées et les meilleures ; il est toujours bon de les filtrer. L'eau s'emploie à la température ordinaire ou rafraîchie, suivant les climats ou la saison.

Il faut éviter de boire de l'eau glacée pure, y ajouter du vin ou de l'eau-de-vie, la boire doucement, manger même, s'il est possible, avant de boire.

L'eau chaude n'est employée que comme tisane.

2° *Boissons alcooliques*. — Les vins sont généralement employés et conviennent à tous les estomacs non malades. Tous les vins naturels, purs ou trempés d'eau, peuvent être utilisés en boissons; on devra cependant, autant que faire se peut, les choisir surtout au point de vue de la force alcoolique et les approprier au climat, à la constitution, à l'âge, etc. des individus. Les vins de Bordeaux sont spécialement conseillés aux malades.

On sait à quelles aberrations physiques et morales entraîne l'abus du vin, comme d'ailleurs de toutes les boissons fermentées, et il faut se garder des habitudes d'ivrognerie.

Les bières, le cidre, l'eau-de-vie viennent ensuite comme boissons et remplacent le vin d'une façon plus ou moins avantageuse. Disons toutefois que le vin nous semble bien plus salutaire, que les buveurs de vin s'habituent difficilement à l'usage du cidre et de la bière, et que ceux qui prennent habituellement ces boissons n'y reviennent plus quand ils ont bu du vin.

3° *Boissons aromatiques.* — Les boissons dont nous allons parler sont de véritables aliments, en ce sens qu'elles facilitent l'assimilation des substances alimentaires, et cela à tel point que les personnes qui en usent beaucoup mangent moins. Elles relèvent les forces et donnent du ton à l'estomac.

Le café. — Boisson très-utile, très-salutaire, qui favorise les travaux intellectuels et dont l'action est bien supérieure à celle de ses congénères, thé et cacao, le café, à de rares exceptions près, ne fait jamais de mal ; mais nous proscrivons, d'une façon absolue, les indignes mélanges de chicorée, de glands, etc., qu'on a prônés dans le commerce et que le peuple a fini par adopter. Prenez votre café léger, si vous le voulez, mais prenez-le pur. Nous proscrivons aussi le mélange de café et de lait, déjeuner habituel des femmes dans nos grandes villes, et l'une des causes qui prédisposent le plus aux flueurs blanches.

Le thé. — Moins actif, moins agréable peut-être comme arôme. Ce que nous disons du café peut s'appliquer avec ces restrictions au thé. Nous préférons, pour beaucoup de raisons, l'usage du café. Il serait trop long de les énumérer.

Le cacao. — Le chocolat, mélange de sucre et de cacao, aromatisé ou non, convient très-bien aux individus épuisés et affaiblis ; il nourrit bien, donne du ton, relève rapidement les forces, mais il est quelquefois de digestion difficile. Il faut le prendre plutôt à déjeûner qu'à dîner, plutôt à l'eau qu'au lait ; mangé avec du pain, il constitue, quand il est de bonne qualité, une nourriture très-saine pour les repas intermédiaires des enfants.

4° *Boissons acides ou acidules.* — Les limonades, orangeades, les sirops de fruits rouges, groseilles, framboises, fraises, cerises, étendus d'eau, sont des boissons tempérantes, agréables, dont on peut user de temps en temps ; mais il ne faut pas oublier qu'en été, surtout, ces boissons agissent comme laxatives.

Les eaux gazeuses, naturelles ou artificielles, favorisent la digestion, sont agréables à prendre en mangeant pour couper le vin et peuvent être utilisées dans les cas d'inappétence par défaut de tonicité de l'estomac. Nous ne conseillons pas, cependant, de les prendre habituellement, comme font certaines personnes, car l'estomac s'habitue à cette stimulation incessante, devient paresseux dès que vous en cessez l'usage, et vous êtes obligé d'avoir recours à des stimulants plus puissants.

EXERCICE. — L'exercice varie suivant l'âge, le sexe, la constitution, le tempérament, les habitudes, les climats et les professions. Les genres d'exercice sont nombreux ; nous citerons : la marche, les sauts, la course, la danse, la chasse, le billard, la natation, l'exercice des poumons, le chant, la lecture, la déclamation, le jeu des instruments à vent, l'exercice passif, qui comprend : l'équitation, la promenade en voiture ; enfin, à côté et en dehors de ces deux classes d'exercices, la gymnastique proprement dite.

Pour nous, la gymnastique est un auxiliaire tellement puissant de l'hygiène, l'un des moyens les plus certains de prévenir les maladies de toutes natures, que nous n'hésitons pas à donner à cette question le développement qu'elle comporte.

II

GYMNASTIQUE HYGIÉNIQUE

UTILITÉ DE LA GYMNASTIQUE DANS LES DIFFÉRENTS AGES
ET DANS LES DIFFÉRENTES CONDITIONS DE LA VIE

« La perfectibilité ou la dégénération organique des races, dans les végétaux, dans les animaux, peut être regardée comme une des lois générales de la nature. Cette loi s'étend à l'espèce humaine, et personne ne doutera, sans doute, que les progrès de la médecine conservatrice, l'usage des aliments et de logements plus sains, une manière de vivre qui développerait les forces par l'exercice, sans les détruire par des excès, ne doivent prolonger pour les hommes la durée de la vie commune. On sent que les progrès de la médecine préservatrice, devenus plus efficaces par ceux de la raison et de l'ordre social, doivent faire disparaître à la longue les maladies transmissibles ou contagieuses. Serait-il absurde de penser qu'il doit

— 113 —

arriver un temps où la mort ne serait plus que
l'effet ou d'accidents extraordinaires, ou la destruction de plus en plus lente des forces vitales ? »

« CONDORCET. »

Plus loin il ajoute :

« Nous devons croire que cette durée moyenne
de la vie doit croître sans cesse, si des révolutions
physiques ne s'y opposent pas; mais nous ignorons quel est le terme qu'elle ne doit point dépas-
ser, nous ignorons même si les lois générales de la
nature en ont déterminé audelà duquel elle ne
puisse s'étendre.

« Mais les facultés physiques, la force, l'adresse,
la finesse des sens, ne sont-elles pas au nombre de
ces qualités dont le perfectionnement individuel
peut se transmettre? L'observation des diverses races domestiques doit nous porter à le croire, et des
observations directes faites sur l'espèce humaine
peuvent confirmer cette opinion.»

Si la médecine préconise la gymnastique, c'est
qu'elle la reconnaît propre à entretenir le corps dans
un état de santé parfaite. Ordonnée même d'une manière empirique, elle produit en effet de merveilleux
résultats, et, si mal appliquée qu'elle soit, chez
l'homme bien portant, elle rend les digestions faciles, procure un sommeil réparateur et donne aux

organes une force, une souplesse inaccoutumées.

La gymnastique ne restreint pas ses bienfaits à un sexe, à un âge particuliers.

Chez l'enfant, qui annonce par une extrême mobilité son extrême besoin de mouvement, l'exercice actif est indispensable à son développement.

Chez l'adolescent, à cette époque si inquiète de la vie, à cette période de transition, l'exercice actif préserve de bon nombre d'affections spéciales à cet âge. Chez l'homme, l'exercice offre l'avantage de distribuer uniformément les forces que nos habitudes pernicieuses d'inaction et de paresse concentrent sur certains organes.

Chez le vieillard, l'exercice modérément employé délivre les fonctions digestives de ce sentiment de gêne et de travail dont elles sont accompagnées à cet âge. Il rappelle la chaleur et facilite la circulation.

Mais c'est à nos femmes du monde, si ardentes pour le plaisir et si insoucieuses du reste, que l'exercice est souvent salutaire. Chez elles, comme chez l'homme, l'inaction physique et la mollesse engendrent un grand nombre de maladies terribles. C'est à ce genre de vie qu'il faut attribuer cette irritabilité maladive du système nerveux en général qui cause tant de ravages et qu'il est si difficile de combattre à l'aide des moyens ordinaires. Éloignons donc du siége de la sensibilité et dirigeons vers les organes locomoteurs ce superflu de vie, qui a besoin de s'épancher au dehors. L'exercice peut sauver la femme à l'âge où elle cesse d'être un enfant et, plus tard, à cette autre époque qui fait tant de victimes...

Lycurgue avait bien compris que la femme forte et vigoureuse pouvait seule donner le jour à des enfants bien constitués, lui qui prescrivait aux jeunes filles de Sparte les exercices gymnastiques dont Hérodote et d'autres auteurs nous ont conservé les détails.

A Dieu ne plaise que nous ayons la pensée de ressusciter les usages de Lacédémone. Nos petites-maîtresses, du reste, goûteraient peu des plaisirs aussi primitifs.... Ce que nous voudrions, ce serait de les amener à demander à la gymnastique la santé qui les abandonne et la force qui les fuit.

On nous objecte, il est vrai, la faiblesse native et la délicatesse proverbiale de la femme. Sans doute, la force physique n'est pas au nombre de ses attributs, mais, pour être moins vigoureuse que l'homme, est-ce à dire que la femme ne puisse endurer aucune fatigue? Ce serait une étrange erreur.

Dans la douleur physique, la femme va quelquefois jusqu'à l'héroïsme, et, quand il s'agit de ses plaisirs ou de sa beauté, l'élégante la plus diaphane en apparence ferait rendre les armes à un fort de la halle.

On pourrait d'ailleurs répondre à toutes ces objections par un petit tableau d'intérieur.

Prenons la femme du monde à sa toilette. Voyez-là emprisonnant sa poitrine dans cette camisole de force qui se nomme corset; faisant supporter à ses hanches le poids énorme de ses volumineux vêtements; pressant son pied pour qu'il paraisse petit dans l'étau de ses bottines. Ainsi vêtue, elle se rend dans ces bals où règne une température énervante, toute imprégnée de senteurs irritantes. Si nous la suivons au milieu de ces danses vertigineuses, singulier mélange d'émotions intimes et de fatigue physique, nous la verrons à peine se reposer quelques instants. Elle mène, à peu près tous les jours, un train de vie capable d'effrayer les plus forts.

Et l'on ose dire sérieusement que la femme est trop faible pour se livrer aux exercices de la gymnastique!

Qui peut le plus peut le moins.

Mais voyons ce qui résulte des habitudes molles de nos Parisiennes? Une chose toute naturelle. Une

femme qui a passé toute la nuit au bal, se bornant
à prendre pour tout reconfortant des glaces ou des
gâteaux, rentre chez elle et dort ou repose jusqu'à
midi. Quand elle se lève, elle est encore toute ha-
rassée de la fatigue nocturne. Son estomac ne
demande rien ; elle n'a point d'appétit, et elle se
blottit toute frissonnante au coin de son foyer.
L'heure du dîner arrive : toujours plongé dans un
engourdissement léthargique, l'estomac sommeille
encore, et la danseuse oublie de dîner pour songer
à la fête du soir, jusqu'au moment où la vue d'une
nouvelle parure et les ritournelles lointaines de
l'orchestre viennent la galvaniser et la rejeter brusquement dans le tourbillon de la danse.

Que serait-il arrivé si, en se levant, cette femme
souffreteuse s'était abandonnée aux bienfaisantes
excitations de la gymnastique ? Une heure d'exercice eût suffi pour rendre à la circulation toute son
énergie, les besoins de l'estomac se seraient faits
sentir, et un bon repas eût achevé l'œuvre répa-
ratrice.

Adoptez un pareil système, et le nombre des
femmes délicates diminuera de moitié. Je sais bien
que, chez beaucoup de femmes, la délicatesse physique et les apparences maladives sont fort recher-
chées en ce qu'elles les entourent d'une sorte

d'auréole romanesque et qu'elles provoquent l'intérêt. Et pourtant, nous ne sommes plus à cette époque langoureuse où les jeunes filles buvaient du vinaigre pour avoir les airs phthisiques des *feuilles* d'automne…. Ce qui n'empêche pas une foule de personnes, fort sensées d'ailleurs, de croire que les exercices corporels peuvent altérer la grâce et l'harmonie des formes.

Erreur profonde, fruit d'une observation incomplète. On a remarqué que les hercules forains et tous ceux qui, en général, se livrent à de violents exercices acquièrent un développement considérable. Les bras d'un acrobate, les jarrets d'une danseuse de profession atteignent souvent des proportions démesurées.

Cela est vrai, mais *what is that proves?* comme dit Shakspeare.

Entre un exercice d'une demi-heure, pure récréation hygiénique, et un exercice de tous les jours, métier qui fait vivre son homme, la différence est assez grande pour qu'on nous dispense de tirer la conclusion.

Une dernière considération. Irions-nous, de gaîté de cœur, conseiller au beau sexe un traitement qui, sous prétexte d'hygiène, entraînerait la perte de ses plus charmants attraits?

Ce que nous avons dit au sujet des femmes du monde s'applique, en partie, aux gens de bureau et de cabinet, à tous ceux que leurs habitudes ou leurs occupations condamnent à un repos forcé. L'illustre auteur de la *Comédie humaine*, Balzac, a écrit là-dessus plusieurs pages remarquables, et que nous regrettons de ne pouvoir citer.

Mais si l'exercice est utile, c'est surtout aux gens dont le cerveau travaille beaucoup et dont la pensée, habituellement dégagée des choses matérielles, plane dans les hautes régions de la science où de l'art.

Pour vivre sans infirmité, non-seulement il ne faut pas faire d'excès, mais il faut pouvoir respirer le grand air, se chauffer au soleil, prendre de l'exercice en un mot. Ces trois conditions sont indispensables au maintien de la santé, mais elles manquent à Paris, où l'agglomération des habitants, l'entassement des maisons multiplient, malgré les efforts intelligents de l'édilité, les miasmes fétides et les exhalaisons délétères.

La gymnastique peut rendre de grands services aux personnes déjà formées, mais c'est surtout à l'enfance qu'elle est utile. Et cela se comprend aisément. Les membres sont plus dociles, les organes plus malléables et, la gymnastique ayant moins de difficultés à vaincre, il en résulte que son action est plus rapide et plus efficace. Ceci, du reste, n'est contesté par personne. Aussi, en ce qui concerne l'enfance, le monde s'est-il départi beaucoup de cette indifférence qu'il affectait, à une certaine époque, pour la gymnastique.

Il se trouve bien, par ci par là, des mères qui croient cette étude hérissée de dangers de toutes sortes. D'autres s'imaginent qu'en acquérant de la force et de l'agilité leurs enfants deviendront querelleurs, batailleurs et violents... Second motif d'abstention, tout aussi peu fondé que le premier.

Nous n'irons pas jusqu'à nier que l'étude de la gymnastique ne soit fertile en dangers de plusieurs espèces. A chaque instant, à chaque nouvel exercice est attaché un écueil qui demande, pour être évité, beaucoup d'attention chez l'élève et une grande patience de la part du professeur. Trop souvent, s'il est abandonné à une direction malhabile, l'enfant se trouve en péril d'être estropié pour le reste de ses jours ou de contracter quelque maladie sérieuse : craintes légitimes instinctivement écloses dans le cœur des mères, et qui ne sont que trop justifiées par les accidents de toutes sortes à l'ordre du jour dans plusieurs gymnases de notre connaissance.

Mais est-ce bien à la gymnastique que la faute doit en être attribuée? N'est-ce pas plutôt aux gymnasiarques? L'opium administré à doses intelligentes permet de soulager bien des douleurs : entre les mains d'un ignorant il devient une arme meurtrière.

Il en est de même de la gymnastique. C'est une arme à deux tranchants qui protége les habiles et blesse les maladroits.

Quant à l'autre objection, pour être ancienne, elle n'en est pas plus forte. Dans le livre III de sa *République*, Platon introduit le dialogue suivant :

« As-tu pris garde à la disposition du caractère de ceux qui se sont exclusivement appliqués, toute leur vie, à la gymnastique ou à la musique? — De quoi veux-tu parler? — Je veux parler de la rusticité, de la dureté, de la férocité des premiers. »

« Gallien, dit M. Bérard, maltraite singulièrement les athlètes. Cet homme étonnant avait compris qu'un développement excessif des masses musculaires n'est pas le cachet d'une constitution vigoureuse, et qu'il ne s'obtenait qu'aux dépens des facultés de l'àme. »

Tout cela est vrai, mais il ne s'agit point ici de la gymnastique hygiénique ou médicale, celle que nous recommandons; il s'agit de la gymnastique athlétique, de celle qui est un métier et non un exercice.

Et nous le disons à haute voix, au risque de faire injure à nos lecteurs, nous n'avons jamais eu l'intention de faire de nos gymnases une école préparatoire au Cirque olympique.

L'objection n'est donc pas fondée.

Mais, si on envisage cette question de plus près, on verra que, loin de porter à la brutalité, une sage étude de la gymnastique conduit à des résultats tout opposés. « Nous naissons avec nos défauts et nos qualités; or, il n'y a que l'éducation morale et intellectuelle qui puisse avoir quelque influence sur les sentiments qui sont en nous. L'éducation corporelle demeure étrangère à cette action. » Cette assertion peut être vraie; mais il nous semble qu'elle est injuste pour les exercices physiques. Les exercices développent le corps et fortifient les organes, mais ce sont précisément les hommes forts et vigoureux qui font preuve de la plus grande patience et de la plus grande douceur.

Il n'y a que les roquets de l'espèce humaine qui soient tapageurs.

III

DES SENS EXTERNES. — Les maladies de peau peuvent altérer profondément les différents organes des sens, mais ici nous ne pouvons établir de règles générales : nous nous bornerons à conseiller d'éviter les excitations extérieures, qui pourraient augmenter l'état maladif des organes.

DES SENS INTERNES. — Nous avons conservé ce mot employé par les auteurs, quoiqu'il ne nous paraisse pas toujours justifié.

La faim, la soif, le coït, les pollutions ont une action très-grande sur les productions, le développement et la terminaison des maladies. Usez et n'abusez jamais, nous ne saurions en dire plus à cet égard. Les pollutions nocturnes sont un état maladif résultant d'une excitation et d'un affaiblissement des organes génitaux et non des sens. Nous en pourrions dire autant d'une foule d'instincts dus au développement plus ou moins considérable du système nerveux dans telle ou telle constitution.

FACULTÉS INTELLECTUELLES. — Chez les enfants et les adolescents, le temps qui n'est pas consacré au sommeil doit être partagé entre les travaux intellectuels et les travaux physiques ; mais, outre la variété nécessaire dans les travaux, il faut encore limiter la durée des travaux intellectuels : deux heures d'application continue à un travail physique ou intellectuel sont bien suffisantes et ne sauraient être dépassées. Dans la journée, le repos, les récréations doivent occuper une grande partie du temps. Cinq ou six heures de travail intellectuel suffisent largement. Il faut se rappeler que le sommeil est essentiel à l'enfance : neuf heures de sommeil, ce n'est point trop. Couchez-les de bonne heure, et faites-les lever matin.

L'homme, comme l'enfant, doit varier ses occupations, et, après les travaux intellectuels, les exercices physiques sont indispensables ; mais la constitution et les habitudes ordinaires de la vie sont des conditions desquelles surtout il faut tenir compte, et par conséquent il est difficile d'établir des règles générales.

PASSIONS. — De bien gros volumes, de bien belles phrases et de bien longs sermons ont été écrits sur les passions : les uns les ont exaltées outre mesure ; les autres, au contraire, en ont fait notre ennemi le plus acharné. Pour nous, les passions sont les seuls, les vrais stimulants de la vie morale et intellectuelle de l'homme ; sans elles la vie s'arrêterait ; plus de société, plus d'humanité, plus d'hommes, et, si l'on pouvait supposer un homme sans passions, il faudrait le supposer sans intérêt dans ce monde, bien au-dessus ou bien au-dessous de l'humanité. Nous ne pouvons donc supprimer ce ressort dont l'importance est extrême, mais la raison doit en régler le jeu, en modifier les manifestations, en empêcher les écarts, et c'est à elle que le médecin s'adresse lorsque, usant de son influence morale sur son malade, il relève ses forces par ses conseils et lui rend l'énergie nécessaire pour supporter les maux de cette vie. L'exercice du corps, la fatigue, les aliments choisis sont des agents modificateurs énergiques de l'économie, que le médecin conseille afin de ramener le calme et la modération sans lesquels les maladies, qui ont pour cause une influence morale, sont incurables.

SOMMEIL. — Il ne faut pas bercer les enfants : le sommeil leur vient très-bien naturellement. Si l'enfant crie, c'est qu'il souffre : sachez quelle est la cause de cette souffrance. Il ne faut pas provoquer le sommeil, même chez les vieillards ; les narcotiques peuvent produire des troubles très-grands. L'usage de la sieste dans les pays chauds est une bonne habitude.

Évitez toujours le réveil en sursaut.

Nous pourrions écrire encore bien des pages sur cette importante question de l'hygiène et développer longuement les propositions que nous avons avancées, nous lancer dans les considérations philosophiques les plus élevées et nous occuper de l'hygiène au point de vue des populations, mais le cadre de notre ouvrage tout pratique ne nous le permet pas ; nous laissons d'ailleurs à de plus autorisés que nous le soin d'élucider ces questions d'une très-haute importance sociale. Plus modestes dans nos désirs, nous avons voulu simplement donner quelques conseils utiles, montrer par nombre de points que l'hygiène se rattachait à notre travail et faire comprendre toute l'importance qu'on doit attacher à l'observation des règles hygiéniques. Si nous avons pu convaincre quelqu'un, notre but sera atteint et nous estimerons que notre œuvre ne sera pas inutile.

XI

DE L'ÉTAT ACTUEL DE LA PARFUMERIE ET DE SON AVENIR.

Si le lecteur veut bien nous suivre, nous lui ferons faire une courte promenade à travers le domaine actuel du parfumeur ; il en ressortira, nous le croyons du moins, un enseignement utile, et il pourra ainsi juger lui-même bien plus facilement des réformes à opérer dans cet art, qui devrait être à l'hygiène ce que la pharmacie est à la médecine. Nous ne cherchons à blesser personne, et si notre critique est parfois un peu vive, qu'on le sache bien, elle s'adresse aux us et coutumes, et non aux parfumeurs eux-mêmes. La parfumerie compte dans son sein un grand nombre de gens honorables, et parmi eux quelques-uns, très-instruits, ont fait faire à leur art d'immenses progrès. A présent comme toujours, nous obéissons à la voix de notre conscience ; nous signalons l'écueil et nous crions : Prenez garde !

Les corps gras, graisses et huiles, entrent pour une grande part dans la fabrication des articles de parfumerie.

Graisses. — Les graisses les plus employées sont l'axonge (graisse blanche, graisse de porc), la graisse de bœuf, celle de mouton, qui fait la base des pommades communes, et la moelle de bœuf, à laquelle le public attribue à tort ou à raison la propriété de faire pousser les cheveux.

Diversement aromatisées, pures ou mélangées entre elles en proportions variables, elles font la base de toutes les pommades du parfumeur. La graisse de bœuf et celle de mouton, étant bien plus consistantes que l'axonge, sont fréquemment mélangées à cette dernière pour en corriger la fluidité et l'empêcher de fondre sous l'influence de la température. Les différentes graisses d'animaux, comme celles d'ours, de cerf, etc., auxquelles on a attribué de merveilleuses propriétés, n'en ont pas plus que celles que nous venons de nommer et sont presque toujours remplacées dans le commerce par des mélanges d'axonge et de graisse de bœuf. Le but de l'acheteur est aussi bien, pour ne pas dire aussi mal rempli, mais il paye plus cher. Heureusement il commence à ne plus trop s'y laisser prendre, et les ours n'auront plus à craindre bientôt les poursuites du parfumeur consciencieux. La moelle de bœuf est bien plus commune que les graisses d'animaux, et pourtant elle ne suffit probablement pas à la consommation, car beaucoup vendent pour de la moelle de la graisse de bœuf fortement colorée en jaune ; mais de quoi se plaindraient les consommateurs, la véritable moelle n'empêchant pas plus leurs cheveux de tomber que la fausse ? Et, pardonnez-nous l'expression, nous saisissons l'occasion aux cheveux pour blâmer l'introduction, dans les pommades ou huiles destinées à arrêter la chute des cheveux ou à les faire repousser, de teinture de cantharides, médicament violent qui donne souvent la migraine et peut, dans quelques cas et chez les personnes très-nerveuses, produire des accidents sérieux.

Huiles. — Les huiles dont on fait le plus fréquemment usage sont les huiles d'olives, d'amandes, de noisettes, de ben, de coco, de palme. Ces deux dernières sont exclusivement consacrées à la savonnerie ; quant aux autres, elles entrent de plus dans une foule de préparations aromatiques.

Les huiles d'olives et d'amandes sont les plus onctueuses et incontestablement les meilleures ; on leur substitue souvent celles d'œillette et de sésame, qui leur sont très-inférieures, surtout la première, qui est siccative. Quant à l'huile de noisettes ou d'avelines, elle est remplacée parfois par celle d'amandes ; elles ont d'ailleurs les mêmes propriétés, et la fraude serait très-innocente si le mot de noisettes n'était un prétexte à vendre plus cher.

L'huile est chargée, par divers procédés, de principes aromatiques et autres, et les étiquettes ou prospectus font mention des vertus plus ou moins imaginaires attribuées à chacune de ces préparations.

Les plantes inodores, mais dont on peut enguirlander agréablement une étiquette, ou dont le nom sonne bien à l'oreille, sont données comme enseigne à des huiles parfumées. Nous trouvons dans un traité de parfumerie la preuve naïvement formulée de ce que nous avançons :

Huile à la fleur de vigne.

« Ce ne sera à la vérité que de l'huile au réséda relevée avec de l'essence de Portugal, à laquelle on pourra ajouter les fleurs tardives qui paraissent sur les ceps après la floraison de la vigne ; mais ce sera l'occasion d'annoncer un nouveau parfum, d'avoir une nouvelle étiquette agréablement dessinée.»

C'est là trop souvent, et nous le déplorons, le but recherché par le parfumeur.

Nous préférons encore pourtant ces cosmétiques nécessairement aromatisés avec des parfums doux et suaves à ceux qui sont fabriqués avec les odeurs fortes : patchouly, musc, etc. Ces dernières sont dangereuses, elles irritent le système nerveux, causent parfois des maladies nerveuses et y prédisposent toujours ; bon nombre de nos élégantes leur doivent leurs vapeurs.

Si quelques huiles, grâce aux substances toniques et astringentes qui entrent dans leur composition, possèdent des propriétés réelles et méritent de garder leur place dans la parfumerie, combien sont nombreuses celles vantées pour des vertus qu'elles n'ont pas ! Celle-ci fait repousser les cheveux, cette autre en arrête simplement la chute, en voici une pour les empêcher de blanchir. On a pris un brevet pour la recette suivante, recette au moins singulière : on fait mourir dans de l'huile d'olives des lézards vivants. Nous serions curieux de savoir si ce dégoûtant produit jouit, au moins en partie, des qualités que lui attribue son généreux inventeur. On en fabrique pour teindre les cheveux et la barbe. L'azotate d'argent dont le médecin, sous le nom de *pierre infernale*, se sert pour cautériser, est la base de ces huiles destinées à teindre en noir. C'est prêcher dans le désert, nous le savons, que de conseiller aux gens de soigner leur chevelure sans s'amuser à les teindre ; la vieillesse nous fait peur, et notre vanité toujours jeune cherche en vain à dissimuler et notre âge et nos infirmités ; nous ne parvenons pas à nous tromper nous-mêmes, et bien rarement, malgré les soins les plus assidus et les plus savantes combinaisons, nous parvenons à tromper les autres.

Il nous est difficile de suivre un ordre bien logique dans l'exposé rapide que nous faisons des divers objets dont s'occupe le parfumeur ; nous essayons de les embrasser tous dans notre cadre, à peu près comme ils nous viennent, bien convaincus d'ailleurs qu'un grand nombre échappera à notre analyse.

Eaux spiritueuses.— Nous avons peu de chose à dire des eaux spiritueuses. De l'alcool chargé par un procédé quelconque de parfums simples ou composés, telles sont toutes les eaux spiritueuses ; le nom qu'on leur impose, les propriétés qu'on leur attribue ne font rien à l'affaire; l'eau de Cologne est et restera le type de cet article de parfumerie. Elles sont toniques et fortifiantes, mais irritent le système nerveux quand elles contiennent des principes aromatiques trop violents, musc, etc. Nous leur préférons notre lotion de toilette qui n'irrite et ne brûle jamais la peau comme les préparations alcooliques. Toutefois, si nous avions à choisir entre les différents alcoolats, notre choix tomberait sur l'eau de Cologne (dissolution des essences des aurantiacées, orange, citron, bergamote, etc., additionnée d'iris et de benjoin, parfums suaves et toniques.)

Vinaigres. — On les considère généralement comme antiputrides ou antiseptiques ; le *vinaigre des quatre-voleurs*, vieille recette pharmaceutique, peut en être regardé comme le type. Nous ferons à leur sujet les mêmes observations que pour les alcoolats, en ajoutant toutefois que ces derniers leur sont bien préférables.

Sous le nom d'*esprit* ou *sel de vinaigre, sel anglais,* on désigne de l'acide acétique très-pur, aromatisé selon les goûts, contenu dans des flacons remplis de sulfate de potasse en grains. Cette préparation, très-usitée dans les défaillances, évanouissements, a le mérite d'agir énergiquement, de provoquer sur les narines une excitation bienfaisante ; étendue d'eau on en frotte les tempes, le front et les diverses parties du corps, et nous conseillons aux dames de ne pas abandonner la mode de ces charmants et coquets petits flacons, d'en avoir toujours un sur elles en promenade, en voyage : ils peuvent être très-utiles dans les premiers secours. A défaut de sel anglais, un peu d'ammoniaque remplit le même but et agit aussi bien.

Nous n'aurions plus rien à dire sur les vinaigres à l'usage de la toilette, si nous ne trouvions dans un formulaire très-répandu la recette suivante, contre laquelle nous protestons de toute la force de notre indignation :

Vinaigre résolutif et fondant pour guérir les cors et les verrues.

« Prenez NITRATE ACIDE DE MERCURE et vinaigre rouge coloré par l'orcanette parties égales. »

L'auteur a soin d'ajouter que le vinaigre n'est là que pour déguiser le nitrate acide de mercure dont le nom pourrait *effrayer l'acheteur.*

Nous aurons encore à signaler plus loin l'empiétement du parfumeur sur le pharmacien. Nous ne craignons pas de le dire, ces empiétements, quand

ils ont le caractère de celui-ci, sont un outrage à
la morale et à la loi, un attentat contre la société.
Nous les dénonçons à la vindicte publique, et, nous
l'affirmons avec regret, si la parfumerie ne quitte
cette voie malheureuse, elle doit être rangée parmi
les arts insalubres.

Le législateur, dans le but de protéger la
santé de tous contre l'ignorance et la cupidité
de quelques-uns, a exigé certaines conditions
de science et d'honorabilité de celui qui se
destinait à la préparation et à la vente des médicaments ; il a déclaré que nul autre que le pharmacien muni d'un diplôme n'aurait le droit de vendre
au détail les substances médicamenteuses simples
ou composées. De ce diplôme auquel on ne peut
arriver sans les grades universitaires, sans plusieurs années de stage dans une officine, sans avoir
suivi les cours des écoles de pharmacie, sans avoir
atteint l'âge de vingt-cinq ans, sans avoir subi en
dernier lieu des examens difficiles et dispendieux,
il a fait un privilége, il est vrai, mais, non content
encore des garanties exigées du pharmacien, il lui
a imposé des obligations nombreuses ; entre autres
choses, il lui a interdit de délivrer des médicaments
dangereux sans la prescription du médecin et l'in-
scription sur un registre paraphé du commissaire de

police : il a chargé les professeurs des écoles de pharmacie de visiter les officines, de veiller incessamment à la bonne préparation des médicaments et à l'exécution des mesures prises dans l'intérêt général, et il serait loisible au premier venu, sans autorisation, sans contrôle, sans garantie contre sa cupidité et son ignorance, de débiter le poison que nous venons de nommer, ceux que nous verrons tout à l'heure encore maniés par le parfumeur, et ceux que nous oublierons dans notre énumération ! Il est temps que cet abus cesse, il est temps d'avertir le public et d'appeler la réprobation générale sur ce commerce dangereux.

Poudres. — Nous reprenons notre examen critique ; nous allons parler des différentes poudres : poudres à poudrer les cheveux, poudres absorbantes, dépilatoires.

Les *poudres pour les cheveux* semblent redevenir à la mode ; elles ont pour base de l'amidon très-fin aromatisé de diverses manières. Nous ne pouvons ici que répéter notre conseil : évitez les parfums violents.

La poudre de riz est employée, comme absorbant la transpiration, par toutes les femmes qui ont quelque soin de leur visage et de leur beauté. Nous recommandons spécialement, pour absorber les mauvaises odeurs, la transpiration des diverses parties du corps et principalement des pieds, une poudre d'amidon doucement parfumée à l'iris et contenant de l'alun, à cause de ses propriétés toniques et astringentes.

Nous arrivons aux *poudres dépilatoires*, et ici nous avons à signaler des dangers tels que nous voudrions voir rentrer complétement dans le domaine médical et pharmaceutique des produits essentiellement toxiques. Orpiment et réalgar, deux sulfures d'arsenic, chaux vive, mercure : voilà les ingrédients obligés de ces arcanes tant vantés. Avions-nous tort tout à l'heure de pousser un cri d'alarme et d'appeler l'attention sur le commerce de la parfumerie? Nous n'en avons pas fini encore.

Voici les *poudres* dites *de propreté*, contenant ou la cévadille, ou la staphisaigre, ou l'oxyde rouge de mercure, substances aussi dangereuses que les précédentes et qu'on ne saurait appliquer sur des éraillures ou des écorchures sans exposer le patient à des désordres graves. Pour écraser les insectes parasites, ne ramassez pas le pavé de l'ours de la fable. Quelques frictions avec *notre lotion* ou avec l'*insecticide Vicat* les détruisent bien mieux, et vous ne compromettez pas du moins votre santé et celle de vos enfants.

Pour donner à la peau souplesse et fraîcheur, effacer les rides, détruire les petites dartres, on étend sur le derme des .cosmétiques très-variés dans leur composition ; beaucoup doivent être absolument rejetés : à un léger bobo ils substituent souvent des affections graves ; parmi eux nous citerons ceux qui contiennent les essences fortement irritantes (mirbane, etc.), les sucs caustiques des oignons, le cinabre ou vermillon ou sulfure de mercure, les graisses ou huiles rances. Quelques-uns sont inoffensifs, mais n'atteignent qu'imparfaitement le but : pommade de concombres, beurre frais, coldcream au beurre de cacao, le meilleur de tous, coldcream à la cire blanche, à laquelle on ne doit jamais substituer la stéarine.

Les *laits cosmétiques* employés aux mêmes usages sont des liquides épais, à apparence laiteuse, préparés en étendant d'eau aromatisée ou non une teinture alcoolique de résine (baume de Tolu, de la Mecque, du Pérou ; benjoin). On a grandement tort d'incorporer dans les préparations, comme l'indiquent des recettes, de l'huile de tartre ou carbonate de potasse, substance caustique, destructive du derme, lorsqu'elle est libre, c'est-à-dire non combinée avec les corps gras.

Croyez-nous, laissez là ces fallacieuses ou dangereuses préparations : le savon de toilette et la lotion les remplacent avec avantage ; l'expérience qui a formé notre conviction fera la vôtre.

Les onguents qu'on étend sur les lèvres pour les préserver du froid, guérir les gerçures, sont toujours, quelle que soit l'ambitieuse dénomination qu'on leur donne, de la cire blanche et de l'huile colorée et aromatisée. Donnez la préférence à la plus simple comme à la plus efficace de toutes, celle de votre pharmacien : de la cire blanche, de l'huile d'amandes douces, un peu d'orcanette pour colorer en rose, vanille ou essence de roses comme parfum.

Sous le nom de *pâtes* on vend, pour laver et adoucir les mains, des farines oléagineuses aromatisées, principalement celle d'amandes. La farine de graines de lin contenant beaucoup de mucilage lui est préférable ; ces préparations inoffensives ne doivent jamais faire oublier le savon de toilette.

Des fards. — Parmi la nombreuse famille des cosmétiques, aucune espèce n'est aussi nuisible que celle dont nous allons nous occuper. Beaucoup sont obligés d'en faire usage pour se composer une physionomie, tels les artistes dramatiques, qui en font une grande consommation ; beaucoup espèrent par le maquillage dissimuler les outrages du temps ; ils demandent aux secrets du parfumeur l'art de faire épanouir à nouveau les roses et les lis que l'âge, les chagrins et les plaisirs ont fanés. D'autres veulent embellir leur beauté, agrandir leurs yeux, ou les noyer dans les teintes bleuâtres de la nacre, faire naître des signes coquets et provocateurs sur leur peau fine et blanche, pour en faire ressortir la finesse et la blancheur. L'art et la profession aux uns, la mode et la vanité aux autres imposent le maquillage, opération d'autant plus dangereuse qu'elle devient forcément une habitude et que le désordre du lendemain s'ajoute incessamment à celui de la veille. Tous les fards sont mauvais ; les uns ont une action directe, corrosive, destructive du derme : proscrivez impitoyablement ceux de cette catégorie (fards liquides ou solides, à base de plomb, céruse, blanc de krems, carbonate de plomb, ceux au chlorure de bismuth, ceux à base de mercure, vermillon, cinabre, etc.); les autres sont inoffensifs quand ils sont rarement employés, mais deviennent nuisible par un emploi fréquent. Leur action sur le derme est indirecte ; ils s'incrustent dans les pores de la peau, nuisent à sa perméabilité, agissent bien plus fortement encore que les coldcreams et autres corps dont nous avons parlé tout à l'heure, empêchent l'organe de remplir les fonctions de respiration, d'absorption et d'expiration, et causent des maladies *sui generis ;* tels sont le rouge de carthame, le blanc de zinc, le talc de Venise, etc.). Quand nous avons composé notre savon et notre lotion de toilette, nous cherchions les moyens les plus simples, les plus faciles d'enlever complétement cette couche de substances étrangères, robe de Déjanire qu'on endosse par caprice ou par nécessité. Nous avons eu en vue de réparer, nous l'avons dit, les désordres que cause toujours une aussi malheureuse habitude que celle du maquillage, et nous en recommandons vivement l'emploi, bien certains que nous sommes d'avoir rendu un véritable service.

Sous le nom de *clous fumants, pastilles fumantes, pastilles du sérail,* on vend des composés odoriférants qu'on projette sur des charbons ardents, ou qu'on allume pour chasser le mauvais air des appartements ou les emplir d'un parfum agréable. Sous ce dernier rapport nous ne proposons pas de les exclure définitivement, à condition toutefois qu'il n'en sera fait qu'un usage modéré. Quant à les utiliser comme désinfectants, leur usage doit être banni ; ils masquent les miasmes délétères sans les détruire. On ne doit employer, en pareil cas, que les chlorures de chaux ou de soude secs ou liqui-

des ; ce sont là les seuls, les véritables désinfectants.

*Des dentifrices, poudres, opiats, élixirs,
eaux.* — La parfumerie devait s'occuper des soins
de la bouche et des dents ; une haleine parfumée,
des dents blanches comme l'ivoire, ne sont-ce pas
là des beautés de détail sans lesquelles aucune
femme n'est parfaitement belle ? Et d'ailleurs la
coquetterie vient ici en aide à l'hygiène. Il faut
avoir de belles et bonnes dents pour mâcher convenablement les aliments et en faciliter la digestion ;
il faut, pour les conserver telles et éviter les caries,
tenir les dents nettoyées et la bouche propre. Mais,
comme il est arrivé presque toujours à propos de
parfumerie, on a négligé, voire même sacrifié l'u-
tile à l'agréable. Si nous embrassons d'un coup
d'œil l'ensemble des produits de ce genre prônés
par leurs auteurs, nous en trouverons un bien petit
nombre qui réunissent les merveilleuses qualités dont
parle le prospectus de chacun d'eux. Nous en trouverons bien peu de réellement conformes aux lois
de l'hygiène, répétons-le, car on ne saurait trop le
redire ; cela tient à une cause évidente, à l'ignorance même des inventeurs sur l'hygiène, la nature et les propriétés des substances qu'ils em-
ploient : aussi beaucoup de préparations de ce

genre sont inertes, beaucoup doivent tomber dans
l'oubli. Les poudres de corail, de pierre-ponce ou
autres matières dures qui détruisent, à la façon
d'une lime, l'émail des dents, la crème de tartre
qui l'use et le dissout, le chlorure de chaux, le sel
ammoniac, les acides ne doivent jamais entrer
dans leur composition. Les opiats sont des poudres
mélangées avec du miel; les élixirs ou eaux sont
des alcoolats de substances végétales, colorées souvent avec l'orcanette ou la cochenille. Les dentifrices, poudres, opiats, élixirs sont diversement
parfumés; les parfums les plus employés et les
meilleurs sont la menthe et l'iris. Nous conseillons
de préparer les dentifrices avec les substances toniques, astringentes, antiscorbutiques : quinquina,
ratanhia, pyrèthre, gaiac, cochléaria, etc., sous
forme d'élixir; les poudres impalpables de quina,
celles de magnésie et de charbon végétal, comme
antiacides, antiputrides, absorbantes des gaz acides de l'estomac ; celle d'alun comme astringente ;
celle de chlorate de potasse, spécialement recom-
mandée contre les affections aphtheuses de la
bouche.

Dans les ouvrages de parfumerie pratique nous
trouvons indiquées un grand nombre de formules
pour préparer des produits très-variés, qui nous

semblent appartenir exclusivement au domaine pharmaceutique, et, dans les magasins des parfumeurs, on peut acheter, toutes prêtes et coquettement habillées, les préparations plus ou moins analogues aux susdites recettes, avec des étiquettes ou prospectus en indiquant l'emploi et le mode d'emploi. De là les *eaux de mélisse*, dites *des Carmes, de la reine de Hongrie, contre la migraine, dentifrice de tel* ou *tel, contre les gerçures des mamelles, les maladies des yeux;* les *grains* ou *tablettes de cachou, de chlorure de chaux* pour désinfecter et parfumer l'haleine ; les *pommades* pour la guérison des loupes, tumeurs et autres; les préparations diverses pour la *guérison des cors, durillons,* etc., et pour *fortifier les ongles:* les *vinaigres pour les verrues,* dont nous avons parlé, rentrent dans cette catégorie; de là l'emploi par les parfumeurs de l'opium, de la ciguë et autres médicaments aussi toxiques que ceux-ci. Nous ne nous étonnons pas de l'outrecuidance des ignorants, nous nous étonnons simplement de la liberté de nuire dont ils disposent. Nous essayons d'ouvrir les yeux du public, qui doit faire justice des prétentions à l'omniscience des charlatans menteurs. Quand vous souffrez, adressez-vous au médecin qui possède votre confiance et faites préparer chez votre pharmacien les objets dont vous avez besoin ; ils seront peut-être moins élégamment présentés, mais ils seront, à coup sûr, mieux adaptés au mal, bien faits et souvent aussi meilleur marché.

Les savons tiennent une large place dans la parfumerie ; nous aurions dû peut-être commencer par eux cette revue, mais leur importance même nous a engagés à les placer en dernier lieu.

Nous serons donc brefs et considérerons surtout les savons au point de vue de la toilette.

L'industrie du savonnier est une des plus anciennes. On a retrouvé dans les ruines de Pompéi tous les ustensiles propres à la fabrication du savon. Peu d'arts ont été poussé aussi loin ; les améliorations ont succédé aux améliorations, les progrès aux progrès.

Protée aux mille formes, aux mille couleurs, aux cent mille parfums, empruntant aux vocabulaires de toutes les langues, aux chants des poëtes, à la flore de tous les climats, aux événements politiques, artistiques, littéraires, ses milliers de dénominations ; demandant ses devises, ses armoiries aux sciences héraldiques, au caprice et à la fantaisie ; s'entourant des séductions les plus gracieuses, trônant dans des magasins luxueusement ornés ou dépouillé de tout l'attirail dont il s'est revêtu pour pénétrer dans la demeure du riche ; carrément assis dans un modeste comptoir sur des planches de sapin, au milieu des objets de première nécessité ; se faisant bon enfant, se donnant pour une obole, le savon, celui de l'humble ménagère comme celui de la grande dame, est le plus puissant auxiliaire de l'hygiène. Être propre sur soi et autour de soi n'est pas seulement la première condition du luxe ; c'est une nécessité, le meilleur moyen de conserver la santé. Savon, propreté, santé : trois termes qui sont la conséquence les uns des autres ; et si notre affirmation avait besoin de preuves, nous en appellerions aux législations et aux religions antiques qui avaient imposé la propreté aux citoyens, aux membres de la communauté religieuse comme loi civile, comme loi de Dieu ; nous en appellerions au témoignage de tous les temps et de tous les peuples.

Mais, pour remplir convenablement le rôle que nous lui assignons, le savon doit posséder plusieurs qualités essentielles, à peine d'être non-seulement inutile mais encore engendreur de maladies. Le savon qui nous occupe est la combinaison des corps gras avec les alcalis : cette combinaison doit être intime. Le savon doit être neutre, c'est-à-dire sans excès d'alcali qui le rendrait caustique ; il doit être soluble dans l'eau, détersif, mousseux, onctueux, exempt de mauvaise odeur, légèrement mucilagineux, pour adoucir les rugosités du derme, et privé d'ingrédients toxiques dont il facilite l'absorption. Les savons de parfumerie remplissent assez ordinairement ce programme ; cependant le désir d'innover, l'envie de faire mieux que les autres, quand ils ne sont pas appuyés par la science ou au moins par des connaissances théoriques et pratiques suffisantes, ont introduit dans le commerce des produits défectueux dont le temps fera justice. Nous pourrions citer plusieurs produits de ce genre : nous ne parlerons que d'un seul, parce qu'il a été pour l'un de nous l'objet d'une expérimentation spéciale.

Le soufre est un des médicaments les plus justement conseillés et préconisés par la médecine contre diverses affections de la peau et contre le parasitisme des petits insectes qui vivent de l'homme et sur l'homme. Il semblait *à priori* que l'introduction du soufre dans le savon devait produire d'excellents résultats comme préservatif. L'un de nous, il y a longtemps déjà, avait fait divers essais dans ce sens ; mais l'expérience est venue lui démontrer, comme elle l'a démontré plus tard, quand nous avons repris ensemble les mêmes essais, que l'idée des savons sulfureux devait être abandonnée. En effet, ces savons fabriqués avec des sulfures alcalins se décomposent rapidement sous l'influence du temps, de l'air, des agents extérieurs ; et, conséquence de cette décomposition, ils deviennent nuisibles par la présence d'un excès d'alcali.

Le problème cherché n'était donc pas résolu, mais il se posait une fois encore devant le public. Les traités de pharmacologie s'en étaient occupés et plusieurs formules de savons de ce genre y avaient été inscrites.

Nous l'avons repris, ou plutôt, depuis longues années, nous n'avons pas cessé de nous en occuper, et nous l'avons posé en ces termes : composer un savon qui, possèdant les qualités des savons de toilette les plus recherchés, les mieux préparés, y joignît la propriété essentielle, la seule qui dût en réalité lui donner le caractère d'un produit hygiénique, de faciliter les fonctions de la peau, de les rétablir quand, par une cause quelconque, elles ont été altérées, de préserver enfin le derme contre les affections contagieuses ou non.

Mettant à profit les connaissances positives médicales, chimiques, pharmaceutiques que nous possédions, nous avons longuement travaillé cette idée; nous ne redirons pas les tâtonnements par lesquels nous sommes passés, les faits nombreux que nous avons constatés ; ces détails importent peu au consommateur, il n'applaudit qu'au succès. Aujourd'hui, nous avons la certitude d'avoir résolu le problème ; le public, juge ne relevant que de lui seul en pareille occasion, apprécie chaque jour la vérité de notre assertion ; et si, comme les attestations qui nous arrivent de toutes parts l'affirment, nous avons rendu un service, la pensée d'avoir été utiles sera la plus douce récompense de notre labeur.

Nous n'insisterons pas plus longtemps sur ce sujet.

Ainsi nous avons, d'un coup d'œil rapide, embrassé l'ensemble de ce vaste commerce ; nous ne nous sommes arrêtés que devant les faits saillants, laissant dans l'ombre les détails qui nous auraient entraînés trop loin, et malheureusement nous avons eu à signaler plus de mal que de bien.

Et pourtant de grands progrès, des réformes nombreuses ont été opérés. Qu'eussiez-vous dit si nous vous avions tracé l'histoire de la parfumerie, histoire parfois sombre et triste? Mais si, à l'époque des Ruggieri, etc., elle fut l'art d'empoisonner et de faire fortune en servant les passions, les haines, les rivalités des grands ; si, quittant l'ornière du crime, elle n'eut plus à se reprocher que des délits, si elle fut l'art de gagner de l'argent n'importe comment, nous ne saurions le nier, et nous sommes heureux ne le constater ici, elle s'est grandement moralisée ; l'ignorance, qui va diminuant de plus en plus, est aujourd'hui le seul obstacle qui l'éloigne de sa mission. Désormais, elle devra être l'art d'utiliser, au profit de la santé, du bien-être, les parfums et les séductions dont elle dispose. Elle deviendra la pharmacie hygiénique.

Il ne suffira plus pour être parfumeur d'être un chimiste habile, un excellent fabricant de savons, un fantaisiste ingénieux à broder des prospectus, à décorer des flacons ou des pots de porcelaine, un négociant distingué ; il faudra encore connaître les substances en elles-mêmes, dans leurs réactions les unes sur les autres, avoir étudié surtout leur action sur notre organisme, connaître cet organisme, en avoir analysé les fonctions, observé les altérations, recherché leurs causes ; il faudra, en un mot, posséder la science médicale dont l'hygiène est le plus beau fleuron ; et, nous le croyons sincèrement, il viendra un moment où la médecine curative aura peu à s'exercer : la médecine préventive l'aura détrônée, et le parfumeur remplacera le pharmacien ; il sera à son tour le cuisinier d'Hippocrate. Le mouvement en ce sens est très-marqué ; déjà certains médecins et pharmaciens, des meilleurs, l'ont compris ; ils ont senti qu'il était de leur devoir de s'occuper activement de cette importante question des parfums, abandonnée si longtemps à un grossier et nuisible empirisme ; ils se sont mis à l'œuvre, non pas en théoriciens laissant tomber de leur bouche hautaine des propositions sous forme de sentences, mais en praticiens habiles et consciencieux qui se préoccupent de la réalisation des idées, qui savent les difficultés de la pratique, et combien souvent l'exécution vient modifier heureusement les théories les plus belles.

Les masses, elles aussi, progressent ; elles sentent instinctivement que pour savoir il faut avoir étudié, et, se défiant des paroles mielleuses et des enchantements du luxe, elles veulent aller au fond des choses ; elles demandent des garanties de capacité à qui vient briguer leur suffrage, à qui veut obtenir leur confiance. Elles veulent moins des explications que des faits patents, avérés ; elles ont vu que science c'est conscience, comme l'a si bien dit Victor Hugo ; aussi ont-elles foi dans la science et vont-elles demander à nos confrères les moyens de conserver leur santé, et peu à peu elles abandonnent le charlatan et se moquent de son boniment. Nous aussi, nous sommes entrés dans la lice pour moraliser, transformer, hygiéniser, si nous osons nous servir de ce néologisme, le noble art du parfumeur, le plus utile comme le plus séduisant.

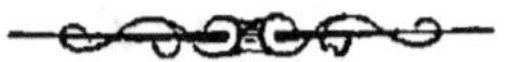

XII

APPENDICE PHARMACEUTIQUE

I

Un grand nombre de nos clients nous ont prié de leur donner les indications nécessaires pour préparer chez eux certains médicaments d'un usage journalier et qu'ils ne peuvent toujours se procurer en raison de leur éloignement des villes où se trouvent des officines. Nous cédons d'autant plus facilement à leurs sollicitations que ce sera pour nous une occasion de compléter notre œuvre, de leur être utiles par de sages conseils et de les tenir en garde contre cette tendance assez générale chez les malades d'essayer de tout, de croire le premier venu sur parole et de se livrer à leurs dépens aux médications les plus bizarres et les moins raisonnées.

Mais ils nous permettront, avant de leur indiquer quelques formules pharmaceutiques, d'abord de dire notre mot sur la médecine galénique, si fort en vogue aux siècles passés, et dont on retrouve encore des traces dans nos formulaires et jusque dans le *codex;* pharmacopée officielle qui, pour être à la hauteur des progrès de la science, devrait être révisée au moins tous les dix ans ; ensuite de traiter certaine question professionnelle que nous désirons porter devant le public et soumettre à son jugement impartial.

Nous serons heureux le jour où disparaîtront de nos formulaires légaux, comme ils ont à peu près disparu de la pratique, les électuaires catholicon, diaphœnix, lénitif ; les élixirs parégorique, vitriolique ; les emplâtres ceroènes, de Vigo ; les onguents de la mère, basilicum ; les opiats et poudres dentifrices du codex au corail rouge, les pilules de Morton aux cloportes, les pilules mercurielles de Belhoste, celles de Bascher ; la plupart des pommades sur lesquelles nous avons dit précédemment ce que nous pensions ; la poudre antimoniale de James que nous avons empruntée aux Anglais ; comme si nous n'avions pas assez chez nous de formules surannées, ridicules et même dangereuses ; les poudres cornachines, la poudre arsénicale du frère Cosme ; celle de Guttete, dont on a fini par retrancher le

crâne humain ; les dents d'hippopotame, les pierres
précieuses, etc.; la poudre tempérante de Stahl, le
sirop de cloportes, le vin antimonié, etc., etc.

Nous ne pouvons donner ici les motifs qui nous
font rejeter ces diverses préparations. Nous ne pouvons non plus passer en revue les médicaments
simples qu'une expérience attentive a fait rejeter,
et nous n'entreprendrons pas de tirer de l'oubli les
substances indigènes douées de propriétés éviden-
tes, qu'on a abandonnées pour les remplacer par
d'autres, qu'on fait venir à grands frais de l'étran-
ger. Pour nous, nous l'avons dit et ne nous lasse-
rons pas de le répéter : nous avons foi en l'hygiène, et nous espérons lui voir prendre la place
des théories baroques et des remèdes dangereux.

Quand les causes des maladies seront mieux
étudiées, partant mieux connues ; quand on appré-
ciera mieux les conditions normales dans lesquelles doit se trouver l'être humain pour vivre sa vie
et arriver sans secousse aux limites assignées par
la nature ; quand les lois hygiéniques même connues seront mieux observées, et dans la vie publique et dans la vie privée, on n'ira plus chercher
dans cette multitude de médicaments des armes
aussi souvent fatales que défensives ; un petit nombre de substances douées de propriétés bien con-

statées, quelques préparations pharmaceutiques des plus simples, dont tout le monde connaîtra le *modus faciendi*, suffiront pour combattre et guérir les maladies accidentelles qu'il n'est possible ni de prévoir, ni d'éviter. Le médecin sera véritablement alors le gardien de la santé publique ; le pharmacien, avec son latin barbare, ses formules complexes, ses préparations dont quelques-unes rappellent celles des sorcières de Macbeth, ses discussions prétendues scientifiques, si souvent oiseuses sur certaines manipulations, — toujours les mêmes, — comme par exemple celles sur la préparation de l'onguent mercuriel, ou du sirop de pointes d'asperges, discussions d'autant plus vides qu'il est obligé de se conformer à celles indiquées par le codex ; le pharmacien, disons-nous, aura été rejoindre dans la nuit des temps la caste sacerdotale des Héraclides, prêtres et descendants d'Esculape ; ou plutôt, à la fois chimiste, hygiéniste, physiologiste, médecin, le même homme embrassera l'ensemble des connaissances médicales, sauf à s'adonner à une spécialité, suivant ses goûts et la tendance de son esprit, et nous serons revenus à l'unité, point de départ.

Mais quel chemin parcouru ! Au matin de l'humanité, à peine les premières lueurs entrevues, l'homme, avide de vérité, marche à l'aventure, se frayant des sentiers dans tous les sens ; il regarde autour de lui, observe et recueille les faits, les compare, les analyse, puis, avançant toujours, changeant de voie souvent, il recule de plus en plus un horizon si borné d'abord. Les lueurs grandissent, les sciences, ou ce qu'il appelle de ce nom ambitieux, vont se multipliant et se subdivisant à l'infini. Le vie d'un homme ne suffirait pas à les étudier, à les retenir toutes ; cependant les rayons lumineux se groupent en faisceaux, les sciences se cherchent et s'attirent, les lumières de l'une éclairent la marche des autres ; on entrevoit le lien qui les unit, il n'est bientôt plus possible de les concevoir isolées ; les faisceaux lumineux se rapprochent et se confondent de plus en plus, projetant au loin une lumière large et brillante qui éclaire les parties jusque-là restées dans l'ombre. Les sciences se tiennent et s'enchaînent, et nous apparaissent enfin comme les conséquences inévitables de cette admirable loi d'harmonie qui régit les mondes ; et l'unité vivante, agissante, qui comprend et absorbe tout, remplace l'unité du début, l'unité de l'ignorance.

Qu'il me soit permis, cher lecteur, à moi, pharmacien, de venir à mon tour prendre seul la parole et, trouvant l'occasion, ou plutôt la cherchant, de faire un *speech* à l'adresse de mes confrères, dont quelques-uns nous feront, je n'en doute pas, l'honneur de nous lire, de ne pas la manquer.

J'intitulerai mon *speech* :

II

QUESTION PROFESSIONNELLE

La question que je veux traiter est grave ; je l'ai bien souvent abordée avec mes confrères, soit dans quelques réunions pharmaceutiques, soit dans l'intimité avec les nombreux pharmaciens que des voyages multipliés sur les divers points de la France m'ont fait connaître. Un fait constant, avéré, général, c'est la souffrance des pharmaciens au point de vue des intérêts matériels ; au nord, au midi, à l'est, à l'ouest, dans les grands centres comme dans les petits, moins dans ces derniers cependant, nous avons entendu gémir sur la situation actuelle du pharmacien que chaque jour semble aggraver. De là les congrès, les

réunions; de là une agitation profonde qui s'est produite dans le corps pharmaceutique. Mais, si les
plaintes sont générales, si elles sont fondées, ce
qui est certain, les causes de cette décadence de la
pharmacie nous semblent mal appréciées de nos
confrères, et les moyens de régénération proposés
jusqu'à ce jour nous paraissent manquer complétement le but qu'on poursuit avidement. Causes de
décadence, moyens régénérateurs, nous les avons
toujours, à peu près sans succès pour notre manière de voir, discutés avec nos confrères, dont les
opinions très-divergentes, en apparence, peuvent
néanmoins être ramenées à un bien petit nombre.
Nous pouvons nous tromper, mais nous avons
une conviction tellement arrêtée, nos arguments
sont pour nous si probants, et la discussion roule
sur une question qui nous préoccupe tellement les
uns et les autres, qu'au risque de *prêcher* une fois
de plus dans le désert j'y reviens.

Que nos malades me pardonnent cette digression,
je m'adresse en ce moment à des confrères et je
discute des intérêts professionnels.

« On a indiqué plusieurs raisons à cette décadence
évidente; celles dont les pharmaciens se plaignent le
plus sont l'introduction des médicaments spéciaux,
que nous considérons, nous, comme un élément

régénérateur, la multiplicité croissante des officines, la simplicité des moyens thérapeutiques
prescrits par les médecins.

Comme remèdes, on a proposé la limitation du
nombre des pharmaciens, la révision du codex, la
poursuite sévère des empiétements sur les priviléges
des pharmaciens, et, à l'effet d'empêcher ces empiétements, des sociétés, dites de prévoyance, se sont
formées.

Eh bien, mes chers confrères, faisons-en notre
deuil, mais la pharmacie, telle qu'elle fut prati-
quée aux temps heureux de Baumé, telle que vous
la rêvez encore, telle qu'elle était il y a cinquante,
trente ans seulement, est morte et bien morte :
vous essayez de galvaniser un cadavre. Le progrès
nous a broyés sous sa roue impitoyable, ou plutôt
il nous force à une transformation radicale.

La médecine galénique, celle qui était la poule
aux œufs d'or, ne pond plus pour nous ; les médecins,
plus éclairés, plus instruits, s'éloignent de plus en
plus des formules étranges et compliquées ; la médecine devient plus rationnelle, plus hygiénique, et
se renferme dans des prescriptions très-étroites ; l'ordonnance seule du médecin ne peut et ne pourra
désormais plus nous faire vivre. Les malades s'en
plaindront-ils ?

Des professions voisines de la nôtre (et n'en rougissons point : la corporation des épiciers est notre proche parente), non privilégiées, mais plus fortes de leur liberté commerciale, nous ont livré des combats incessants, et chaque combat a été une victoire; douloureux à constater, ce fait n'en est pas moins vrai, et, disons-le, la justice et le progrès sont pour nos adversaires. A certaines exceptions près, et, bien entendu, nous n'entendons parler que du commerce loyal, la loi ne restant pas désarmée contre les falsificateurs et les trompeurs, nos concurrents vendent de bons produits et à bien meilleur marché. Les chocolats et les thés ne sont plus de notre domaine, ainsi que les eaux gazeuses, les eaux minérales dites de table, les sirops de fruits, ceux de gomme, de capillaire, de guimauve, les pâtes diverses, les pastilles de gomme, la gomme, le sucre candi, les produits hygiéniques pour les dents, les cheveux ; ce ne sont pas seulement les herboristes, pharmaciens minuscules, qui vendent les plantes indigènes et les fruits pectoraux, mais encore les épiciers; de même pour les farines de lin, la moutarde, les sangsues, et que sais-je encore ! Le camphre déjà s'étale dans les devantures de certains épiciers, l'aloès ne tardera pas non plus, et qui pourrait l'empêcher ? Ce produit, comme tant d'autres : les acides, l'alun, le borax, les sels de cuivre, les sels de fer, etc., qui sont déjà dans le domaine commun, n'est-il pas aujourd'hui d'un usage journalier dans l'industrie ? Les substances simples, à part un très-petit nombre, se vendent partout, excepté chez les pharmaciens, et les substances composées qui n'ont pas un caractère complétement médical s'en vont aussi. Des maisons se sont montées qui fabriquent en gros et vendent au commerce de détail. Ce sont autant d'éléments de recette en moins pour la pharmacie, qui aujourd'hui baisse en vain ses prix. Le public a pris l'habitude d'aller ailleurs; il ne se doute même pas que nous avons ces produits dans nos officines

Cet envahissement, contre lequel se sont en vain élevées les sociétés dites de prévoyance, et contre lequel, qu'on le sache bien, toute lutte est inutile, est le fait de l'industrie qui s'exerce de jour en jour à tirer parti des données scientifiques, à s'assimiler des éléments nouveaux pour produire des choses nouvelles. Jugez par une seule industrie, qui va à pas de géant, de ce qu'elles peuvent réunies : la photographie emploie le collodion, les sels d'argent, les sels d'or, l'iodure de potassium, les autres iodures, le cyanure de potassium, poison violent, etc., etc. Longue encore est la liste des produits chimiques à l'usage des photographes. Qui saura distinguer entre ce qui est destiné à la consommation médicale et ce qui doit être utilisé dans l'industrie ? Comment un contrôle est-il possible ? Qu'on me le dise. Aussi, la pharmacie souffre, et voilà deux raisons : simplicité des moyens thérapeutiques, envahissement des professions voisines, plus que suffisantes pour expliquer cette souffrance, et contre ces deux causes de ruine vous ne pouvez rien.

Quant aux moyens de régénération, nous avons déjà démontré combien s'abusent ceux qui croient la répression possible.

La limitation du nombre des pharmaciens ? Nous avouons que cette mesure, qui régit encore certaines professions commerciales, nous sourit peu, que nous ne la croyons pas en harmonie avec les tendances des sociétés modernes, et que nous préférerions de beaucoup voir supprimer l'herboristerie, profession tout à fait inutile, le grade de pharmacien de deuxième classe, qui, à notre avis, est un contre sens : on est apte ou non à exercer une profession, et il ne saurait y avoir ici matière à hiérarchie, et voir les écoles devenir plus exigeantes encore sur les conditions de capacité. Il faudrait d'ailleurs réduire largement le nombre des pharmaciens, les ressources sur lesquelles ils peuvent compter tendant à diminuer de plus en plus.

La révision du codex serait, au point de vue scientifique, une bonne chose ; on s'en occupe d'ailleurs en haut lieu ; mais nous ne voyons guère ce que cette révision produira de bon au point de vue des intérêts matériels, et si nous avons un désir à exprimer à propos du codex, c'est qu'il ne soit plus imposé comme une loi dont on ne peut s'écarter, mais simplement donné comme le meilleur guide du manipulateur ; et puis, constatons encore en passant que le codex, imposé dans le but d'arriver à l'unité de préparation des médicaments ne remplit et ne peut plus remplir cette mission que d'une manière très-secondaire. Le pharmacien ne prépare pas les produits chimiques ; l'industrie qui les fabrique se préoccupe peu du codex, mais, avant tout, des moyens les plus simples, les plus économiques, pour les obtenir même à l'état de pureté ; quant aux grandes manipulations pharmaceutiques, le prix élevé des locations, la misère croissante des pharmaciens, l'exiguité des locaux, la nécessité de supprimer le plus possible les aides ont fait créer et prospérer les grandes maisons de droguerie : Pharmacie centrale, maison Menier, etc., où se manipulent, avec tous les soins exigés et bien mieux qu'en petites quantités, dans des laboratoires parfaitement disposés, les préparations officinales dont nous ne sommes plus pour ainsi dire que les revendeurs. Aussi, et nul ne nous démentira, car nous ne parlons pas des exceptions, les élèves en pharmacie, des grandes villes principalement, s'ils n'ont pas suivi avec attention les cours de l'école pratique, s'ils n'ont pas passé au moins une année dans le laboratoire d'une grande maison de droguerie, peuvent être forts sur la théorie, mais sont généralement très-faibles sur la pratique ; car, pendant leur stage chez des pharmaciens, ils ont seulement appris à préparer les formules magistrales et à fabriquer quelques sirops officinaux.

Reste à nous occuper de cette question des spécialités, contre laquelle nous avons entendu fulminer certains pharmaciens avec une énergie qui faisait honneur à leur bonne foi plus qu'à leur logique,

Médicaments spéciaux. — Un des médecins les plus distingués de Lyon, le docteur Teissier, professeur de clinique, parlant un jour de médicaments spéciaux aux élèves réunis autour de lui, leur dit à peu près en ces termes : « J'emploie beaucoup les médicaments spéciaux ; je les emploie de préférence aux préparations ordinaires des officines, parce qu'avec les médicaments spéciaux j'obtiens toujours des effets identiques, tandis que, si je fais exécuter dans vingt pharmacies la même formule, j'aurai vingt préparations différentes, vingt résultats différents.

Cette opinion est incontestablement vraie, et, cependant, chaque pharmacien a consciencieusement et scrupuleusement exécuté la formule ; en outre, il a dû se conformer aux prescriptions du codex pour la préparation, le choix, la composition des substances qui en font partie.

Cette opinion est celle du corps médical ; la preuve la meilleure à donner, c'est l'habitude que prennent de plus en plus les médecins de prescrire les spécialités, et, qui plus est, sous le nom et la signature du spécialiste comme garantie.

L'expérimentation médicale, c'est-à-dire les faits eux-mêmes, viennent accuser la supériorité des produits spéciaux. Ce que les faits prouvent, la logique le démontre.

Qu'un pharmacien, par une cause quelconque, s'occupe d'une question médicale et pharmaceutique, il y apporte tout d'abord, ce que tous ses confrères peuvent y apporter comme lui ou à peu près, les connaissances générales ; mais il creuse cette question, mais il la tourne en tous les sens, il la fait sienne, il la travaille sans cesse, corrigeant, modifiant, expérimentant, tâtonnant; puis un jour, convaincu d'avoir entre les mains un bon produit, il crée ce qu'on appelle une *spécialité pharmaceutique*.

Et cette chose, modification d'une formule, forme médicamenteuse nouvelle, nouveau mode de manipulation ou d'administration d'un médicament, introduction dans la thérapeutique d'un médicament nouveau; cette chose dont il est fier à bon droit, parce qu'elle est bien à lui, parce qu'elle est sa pensée, parce qu'elle est le résultat de son travail, cette chose est bonne quatre-vingt-dix fois sur cent, elle est irréprochable au point de vue pharmaceutique; cette chose, il la prépare avec amour; sa fortune, sa réputation, sont désormais attachées au succès de cette nouvelle spécialité, et rien ne sera négligé pour atteindre à la perfection. Préparé en grand, préparé avec tous les soins nécessaires, préparé toujours identiquement, le médicament spécial sera toujours identique dans ses résultats pour le médecin comme pour le malade; c'est une importante considération, et si, plus tard, ce médicament devenu une propriété passe entre les mains d'une autre personne, soyez certains qu'il ne cessera pas d'être le même, car on ne changera rien à ce qui se fait, a ce qui a été fait.

Croyez-vous, cher confrère, que le médecin qui prescrit le sirop de Laroze ou celui de Labelonye (je cite ces deux spécialités, parce qu'elles sont très-simples, j'en pourrais citer cent autres,) entend seulement prescrire un médicament fait par des procédés analogues, à la méthode de ces messieurs? Non pas, certes ; c'est le sirop préparé par Labelonye, c'est le sirop préparé par Laroze ; le médecin les prescrit, parce qu'il les a expérimentés et qu'il les a reconnus supérieurs aux sirops pharmaceutiques analogues, ce qui est vrai. Ah! je le sens, je vais soulever bien des colères, mais je frappe sur des préjugés et je veux les détruire.

Quels sont donc les griefs articulés par les antispécialistes ? Ces griefs, les voici dans leur nudité :

La spécialité ne donne pas assez de bénéfices.

Elle remplace un médicament ou une prescription médicale que le malade aurait été obligé de prendre quand même, et sur lequel le bénéfice eût été plus considérable.

Enfin, le plus grave, c'est que l'objet vendu porte le nom d'un confrère.

Si quelques spécialités donnent peu de bénéfices, il en est qui en donnent de considérables ; la moyenne peut être évaluée à 30 pour cent. Cette vente, loin d'en remplacer une autre, souvent la provoque, et, loin de nuire au pharmacien, lui est avantageuse. Combien de gens n'ai-je pas vu rester hésitants, ne voulant pas se soigner ou consulter le médecin, parce que les médicaments ordinaires leur faisaient peur, se décider à prendre un médicament spécial, parce qu'un prospectus les avait séduits ou qu'un parent ou un ami s'en était bien trouvé. D'ailleurs, ces deux griefs me semblent si petits que je n'insisterai pas.

« Nous ne sommes donc plus que les revendeurs de messieurs les Parisiens ou de messieurs les pharmaciens des grands centres ! » m'ont dit certains pharmaciens de province. Votre amour-propre se révolte, et, vous drapant de votre diplôme de pharmacien : « Est-ce que nous ne sommes pas vos égaux ? Est-ce que nous ne préparons pas aussi bien que tel ou tel ? Les spécialistes, des charlatans ! les spécialistes, des voleurs ! » Et au milieu de ce torrent d'épithètes j'entendais toujours, renvoyé comme un écho par l'amour-propre blessé qui remuait incessamment la bile de notre adversaire : « Enfin nous ne sommes plus que des revendeurs ; ma pharmacie ne sera plus ma pharmacie, elle sera celle de **M.** un tel, celle de celui-ci, celle de celui-là, celle de tout le monde, excepté la mienne.

Oui, Messieurs, vous êtes aussi forts, aussi intelligents, aussi habiles que les spécialistes; mais vous préparez plus mal ou moins bien tel produit que le spécialiste. Je n'y reviens pas, le fait n'est plus contestable.

Préparez-vous donc, je ne vous parle pas des produits chimiques, vous les achetez, mais toutes vos tablettes, toutes vos pâtes, tous vos onguents et tous vos sirops? Les faites-vous? Et pour qui donc fonctionnent les immenses laboratoires des Dorvault, des Menier, des Faure et Darasse, etc., etc.? Et si vous ne les fabriquez pas, n'êtes-vous donc pas simplement les revendeurs des droguistes? Oui, au milieu de ceux qui achètent tout ou partie de leurs médicaments composés chez le droguiste (et c'est l'immense majorité), on découvre, par-ci, par-là, des pharmaciens de la vieille souche; j'en connais, et même parmi les jeunes gens, qui fabriquent ce qu'ils vendent et ne veulent vendre que ce qu'ils fabriquent. Leurs produits, irréprochables au point de vue de la scrupuleuse exécution de la formule, n'ont pas le fini de ceux du commerce; leurs tablettes sont moins blanches, leurs spara-

draps moins brillants, leurs produits flattent moins
l'œil que ceux du commerce. Après cela, ils ne sont
pas meilleurs, quelquefois ils leur reviennent plus
cher ; mais le pharmacien a consciencieusement
rempli sa mission, et quand cet homme, me tenant
le langage que m'eût tenu l'apothicaire il y a cent
ans, me dit : « Monsieur, je ne vends pas de spécialités ; quand un médecin les prescrit, je lui fais
dire que j'exécuterai son ordonnance, en préparant moi-même l'objet spécialisé, en le préparant
d'après la méthode du spécialiste ; si elle est con-
nue, qu'il m'en laisse le temps ; » quand ce pharmacien me parle ainsi, je m'incline, je respecte
cette logique des principes, et, curieux de cette
figure intelligente qui me parle le langage d'un
autre siècle avec les mots de la science moderne,
je ne me lasse pas de l'examiner et de le faire parler, n'essayant pas de convertir aux idées actuelles
cet homme dont tous les regards sont tournés vers
le passé ; je le respecte et l'admire et me sens heureux de l'avoir rencontré.

Mais ce type s'en va, et vous qui achetez chez
les fabricants en gros vos produits fabriqués, pourquoi ne voulez-vous pas accepter ceux qui portent
la marque de l'un de vos confrères ? Ah ! c'est que
vous pouvez ne pas fabriquer, c'est affaire à vous,

n'est-ce pas, mais vous tenez à paraître avoir fabriqué. Exploitant ce mesquin sentiment d'amour-propre auquel vient se joindre un grain de jalousie, des industriels se livrent sans honte à la contrefaçon, à l'imitation plus ou moins grossière de la plupart des produits spéciaux : de là ces boîtes de capsules sans nom, ignoble contrefaçon des capsules de Mothes ; de là ces flacons sans nom de granules de digitaline ; de là les imitations des pilules de Blancard, pilules de Vallet, etc., etc. Vendues aux pharmaciens, soit enveloppées, arrangées, avec prospectus, de façon à tromper l'œil de l'acheteur, et de façon à permettre au pharmacien d'y mettre son propre nom, soit vendues au détail en vrague, ces prétendues spécialités encombrent vos officines. Nous pourrions citer telle maison dont la spécialité est la fabrication, l'imitation des spécialités pharmaceutiques, et vous, honnête homme, aveuglé par l'amour-propre vous n'avez pas même conscience de ce que vous faites. Vous couvrez de votre nom et de votre responsabilité des produits que vous n'avez pas préparés, des produits dont rien ne garantit la pureté, des produits qui, fussent-ils encore passablement faits, sont une insulte au droit commun. Vous payez la fraude, vous êtes le complice d'industriels qui exploitent à la fois et les spécialistes, et les pharmaciens, et le public. Et dans quel but protégez-vous ces frelons ? Pour pouvoir dire que vous aussi vous fabriquez des capsules de copahu, que vous aussi vous fabriquez des granules de digitaline. Ah ! tenez, lorsque je vois des gens honorables, instruits, incapables dans la vie ordinaire d'un manque de délicatesse, se laisser aller à de telles aberrations, je m'indigne contre ceux qui poussent dans cette voie de mensonges et de sophismes, je m'indigne contre cette agitation, contre cette organisation des forces pharmaceutiques, qui pour un peu de bien produisent beaucoup de mal.

Nous le reconnaissons avec vous : la pharmacie est, depuis longues années déjà, bien malade et loin de s'améliorer sous l'influence des idées qu'on prêche et des mesures que l'on prend, ses souffrances augmentent et sa chute n'est retardée que par ces spécialités qu'il est devenu de mode d'exécrer et de maudire.

Nous avons été entraîné au delà des limites que nous nous étions assignées. Nous n'avons point fini pourtant ; il nous resterait à démontrer d'une façon péremptoire que les seuls progrès pharmaceutiques réalisés depuis longues années l'ont été par les spécialistes. Nous y reviendrons peut-être quelque.

jour ; il nous reste encore, après avoir critiqué la réforme pharmaceutique, à dire comment nous comprenons cette question.

Pour nous, toute la question se résume en un mot : liberté commerciale, la plus vaste, la plus étendue, liberté complète dans nos actions et nos transactions, abolition de nos priviléges, protection et garantie pour les inventeurs pharmaciens comme pour les inventeurs ordinaires.

A quel genre appartient notre profession ? est-ce une profession commerciale ? Mais alors nous sommes des commerçants, faisant un bien petit détail et entourés de restrictions nombreuses et de diverses natures. Est-ce une profession libérale ? Mais dans la hiérarchie médicale que sommes-nous ? Les aides du médecin ; nous devons exécuter scrupuleusement, religieusement, l'ordonnance du médecin, ne jamais nous permettre un conseil et nous en donnons tous les jours ; nous exerçons pour ainsi dire une délégation du médecin, car enfin, le médecin prescrit, donc il connaît, donc il sait préparer, au besoin il peut préparer lui-même le médicament. Au point de vue médical la pharmacie n'est rien ; le titre de pharmacien n'est pas plus un titre que celui d'aide cuisinier n'en est un.

Au point de vue de la logique le diplôme de

pharmacien doit être supprimé ou plutôt réuni à celui de médecin. Dégageant la cause que nous plaidons des considérations du présent, des intérêts actuels en jeu, nous allons indiquer, sous forme de dispositions générales, comment nous comprenons la réforme médicale :

1° La vente en gros et en détail de toutes les substances simples ou composées est libre, à l'exception des substances toxiques qui ne pourront être vendues au poids médicinal que par les médecins. Un tableau des substances simples ou composées, dont la vente est réservée aux médecins, sera publié chaque année ;

2° Les diplômes de pharmaciens de première et de deuxième classes sont supprimés ; les diplômes d'herboriste et d'officier de santé sont supprimés aussi ;

3° Nul ne pourra, s'il n'est docteur en médecine, prendre un titre quelconque se rattachant à l'art de guérir : pharmacien, dentiste, etc. ;

4° Tout médecin pourra tenir officine ouverte pour la vente des médicaments, des substances simples ou composées ;

5° Les établissements de bienfaisance, les sociétés de secours mutuels, les grandes compagnies, pourront avoir officine ouverte vendant au public, mais sous la direction réelle d'un ou de plusieurs médecins ;

6° Un médecin ne pourra diriger plusieurs officines ;

7° Une commission d'hygiène entièrement composée de médecins est nommée pour l'inspection des officines et des divers établissements où l'on vend des substances alimentaires, hygiéniques et pharmaceutiques ;

8° Cette commission devra publier un rapport tous les ans sur ses travaux, et des mesures de police devront être prises pour que ces inspections ne soient pas illusoires ;

9° Les crimes ou délits commis par les médecins dans l'exercice ou sous le couvert de leur profession sont punis du maximum de la peine ;

10° Nul ne pourra être docteur en médecine avant l'âge de vingt-cinq ans révolus ;

11° Le candidat au titre de docteur devra subir un nombre d'examens ultérieurement déterminé, comprenant non-seulement les matières actuelles pour le doctorat en médecine, mais encore les connaissances sérieuses et étendues en science naturelles, physique, chimie, histoire naturelle, hygiène, toxicologie et manipulations pharmaceutiques.

Il devra être muni de vingt-quatre inscriptions trimestrielles à une faculté de médecine, d'un certificat annuel constatant qu'il a subi honorablement les examens de fin d'année ; enfin, il devra justifier de deux années passées comme élève manipulateur dans l'officine d'un établissement hospitalier.

Il pourra, tout en faisant son stage, prendre les inscriptions.

12° En attendant et comme mesure transitoire, les pharmaciens actuels seront assimilés aux officiers de santé et auront, à ce titre, le droit d'exercer la médecine.

Les opérations chirurgicales et les accouchements leur sont interdits, ils seront tenus d'enregistrer leurs prescriptions sur un registre *ad hoc*, et de délivrer une formule au malade.

Telle est sommairement l'organisation que nous proposons, et qui, plus ou moins modifiée, a pour elle l'avenir. Elle rencontrera de nombreux contradicteurs. Je les invite à réfléchir mûrement sur nos paroles ; logiquement, nécessairement, les deux professions de médecin et de pharmacien ne peuvent être séparées, et par conséquent doivent être réunies.

Je l'avoue, je désire vivement attirer la discus-

sion sur le terrain où je viens de la placer ; elle
gagnera en élévation et pourra produire des résultats pratiques. Il est temps, croyons-nous, de déchirer les voiles, de montrer la vérité toute nue,
non parée des fleurs de langage ; et puis, nous l'a-
vouons humblement à nos honorables confrères,
les longs discours tenus dans les congrès et au sein
de nos assemblées corporatives ne nous satisfont
pas ; nous sommes las d'entendre répéter à satiété
les mêmes raisonnements, réclamer les mêmes
mesures restrictives ; nous sommes las de voir
tourner dans le même cercle d'idées fausses et de
mesures dangereuses ; nous sommes las de voir
invoquer l'autorité à chaque instant pour lui demander qu'elle étrangle celui-ci après avoir tué
celui-là, qu'elle fasse fermer les officines des hôpitaux, et empêcher le pharmacien possesseur d'un
diplôme, mais trop pauvre pour acheter une pharmacie, de tirer partie pour vivre du diplôme qu'il
possède ; l'autorité, fort heureusement, n'exauce
pas tous les vœux et fait souvent la sourde oreille.

Enfin, nous voulons porter devant le public une
question qui l'intéresse vivement ; il pourra peut-
être d'autant mieux la trancher qu'il s'inquiètera
moins de nos rêveries, de nos rivalités, de nos intérêts mesquins et mal entendus.

III

MÉDICAMENTS DIVERS

(Modus faciendi)

CATAPLASMES.
SINAPISMES,
GARGARISMES.
TISANES.
SIROPS.
TEINTURES.
VINS.

CATAPLASMES. — On donne ce nom à un médicament de consistance de pâte molle destiné à être appliqué sur une partie quelconque du corps.

Ils sont composés de poudres ou farines délayées dans un liquide n'importe lequel, ou de pulpes de fruits ou de racines ; on fait entrer dans leur composition des sels, des huiles, des pommades ou autres corps gras.

12.

On les prépare : à chaud , en délayant la farine dans le liquide, portant sur le feu et remuant jusqu'à consistance voulue ;

A froid : en ajoutant au liquide assez de farine ou de poudre pour obtenir une pâte de consistance molle ; on les emploie comme émollients, calmants, rubéfiants, résolutifs.

Comme émollient, calmant, le meilleur, sans contredit, celui qui les remplace tous, c'est le cataplasme de farine de lin non privée de son huile ; c'est dire qu'on doit toujours rejeter la poudre de tourteaux, résidu du pressurage de l'huile.

On les prépare à chaud , souvent avec une décoction de guimauve, de morelle, de mauves. On les arrose d'huile camphrée, de baume tranquille, de laudanum ; on devra éviter de les faire trop lourds, les appliquer entre deux linges sur les parties recouvertes de poils et même généralement lorsqu'on les emploie comme calmants, presque froids sur les parties rouges, enflammées, douloureuses ; tièdes comme calmants, très-chauds comme maturatifs ou résolutifs.

Le cataplasme de farine de lin peut remplacer tous les autres ; si on veut obtenir une action médicamenteuse, on saupoudre sa surface du médicament désigné : aloès, *assa fœtida* comme purgatif et vermifuge ; alun , écorce de chêne pulvérisée comme astringents ; quinquina , charbon comme antiseptiques, moutarde comme rubéfiant.

SINAPISMES. — Les cataplasmes préparés avec la farine de moutarde se nomment sinapismes ; on les prépare en délayant la farine dans l'eau, à froid, et les appliquant à nu jusqu'à rubéfaction.

GARGARISMES. — On nomme gargarisme un médicament destiné à combattre les maladies de la bouche et de la gorge.

Il se compose de substances diverses et d'eau ; la préparation en est généralement facile ; ce sont des décoctions aqueuses de plantes ou des solutions d'un sel dans l'eau, sucrées les unes et les autres avec du miel, des sirops ou du sucre.

Nous recommandons contre les aphtes le gargarisme suivant :

Eau.	250
Chlorate de potasse. .	10
Sucre.	20

Faites dissoudre à froid.

Contre les maux de gorge, irritations de la luette :

Eau . . . . , .	250

Alun. 5

Sucre.. . . . . 20.

Faites dissoudre à froid.

Contre les maux de dents ou de gencives on emploiera 15 ou 20 gouttes d'élixir dentifrice étendu dans une verrée d'eau.

On promène les liquides dans la bouche, la gorge, l'arrière-gorge pendant quelques minutes sans les avaler, puis on les rejette.

TISANE. — Boisson habituelle du malade, elle se compose d'eau chargée de principes médicamenteux. On peut donc administrer sous forme de tisane toutes les substances (et elles sont nombreuses) qui se dissolvent dans l'eau, et lui cèdent quelqu'un de leurs principes par un moyen quelconque. Les manipulations varient donc suivant la nature du corps. On les sucre à volonté. Quand la substance est soluble dans l'eau, on prépare la tisane par simple *solution* à chaud ou à froid; généralement il vaut mieux, si l'on n'est pas pressé, la faire à froid. La tisane de gomme se prépare ainsi :

Gomme. . . . . 28 grammes;

Eau chaude ou froide. . 1 litre.

Adoucissante, pectorale, analeptique, cette tisane

est l'une des meilleures boissons qu'on puisse employer contre les irritations de l'estomac, des intestins, et les diarrhées. La gomme arabique pourrait au besoin être remplacée par la gomme de pays, mais à dose double.

La gomme est un médicament dont les usages sont nombreux et qui est la base de toutes les pâtes pectorales.

Si la substance n'est pas complétement soluble, on emploie, suivant qu'elle est plus ou moins facilement attaquable par l'eau, diverses opérations : macération, infusion, décoction.

Macération. — On fait tremper dans l'eau froide pendant un temps plus ou moins long, de une à deux ou trois heures, la substance prescrite ; cette opération ne peut être employée que pour les substances très-facilement solubles.

On prépare ainsi les tisanes de gentiane, la plupart des tisanes amères, celle de guimauve, etc. :

   Guimauve. . . . . 20 grammes ;
   Eau.. 1000
Faites macérer une demi-heure.

Tisane adoucissante :
   Gentiane . . . . . . 5 grammes ;

Eau 1000

Macérer une demie-heure.

Quassia amara. . .   10 grammes ;
Eau 1000

Comme toniques et fortifiantes :

Camomille . . . .   8 à 10 têtes ;
Eau. . . . .   une verrée.

Cette boisson qu'on laisse macérer pendant une nuit est prescrite le matin à jeun comme stomachique, et contre les affections nerveuses de l'estomac.

Rhubarbe   10
Eau..   1000

Laissez macérer 2 heures.

Excellente préparation employée comme laxative, tonique dans les constipations habituelles ; nous en recommandons l'usage aux personnes bilieuses.

Infusion. — On verse de l'eau bouillante sur la substance prescrite ; on recouvre le vase et on laisse en contact pendant quelques minutes ou une demie-heure. Ainsi se prépare une infusion. C'est le mode le plus généralement employé pour la préparation des tisanes et qui s'applique, d'ailleurs, au plus grand nombre de substances. On devra

toujours préparer par infusion les tisanes aromatiques.

D'ailleurs, qui n'a fait des infusions de thé ou
de violettes ? Comme antispasmodique et calmante,
on emploiera les infusions de feuilles d'oranger.

Feuilles d'oranger..   5 gr.
Eau.   1000

Faites infuser 10 minutes.

Celle de tilleul :

Tilleul mondé .. . .   10 gr.
Eau   1000

Infusion de 10 minutes.

L'infusion de tilleul, d'un parfum suave, d'une
saveur agréable, devrait remplacer sur nos tables
les boissons qu'on prépare avec les thés qui coû-
tent fort chers, viennent de très-loin, et fort souvent sont altérés ou avariés.

Comme tonique, antiscrofuleuse, et contre le rachitisme on prescrit avec succès

La tisane de Cônes ou fleurs de houblon :

Houblon . . . .   5 gr.
Eau   1000

Infuser une demie-heure.

Tisane de roses rouges :

> Roses rouges ou de provins. .   20 gr.
> Eau. 1000

Faire cette tisane comme celle de toutes les plantes qui contiennent beaucoup de tannin dans des vases non métalliques.

Laissez infuser une demi-heure.

Rose rouge. — La rose rouge ou de provins est un astringent précieux, fréquemment employé en tisane dans les diarrhées chroniques sous forme de conserve, c'est-à-dire réduite en poudre et mélangée avec du sucre et de l'eau de façon à avoir une consistance de pâte ferme. Nous la conseillons comme apéritive pour donner du ton à l'estomac.

Valériane. — Le meilleur antispasmodique que nous connaissions s'emploie sous forme de tisane : 10 grammes de racine pour 1000 d'eau, et en lavement dans les maladies nerveuses.

Menyanthe. — Cette plante qui fait partie de notre médication, mérite que nous nous y arrêtions. Nous voudrions, en raison des propriétés qu'une longue pratique nous a mis à même de reconnaître dans cette plante, la populariser et la désigner d'une façon très-nette aux habitants des campagnes qui pourraient l'utiliser avec succès.

La menyanthe, trèfle d'eau, ainsi nommée de la forme de ses feuilles qui sont à trois folioles et des lieux marécageux où elle pousse, est commune en France. Ses fleurs, d'un blanc rose, s'épanouissent en panicule florale (assemblage de fleurs sur une même tige) aux mois d'avril et de mai. Presque sans odeur, elle est nauséeuse et très-amère ; sa racine contient de la fécule en assez grande quantité et pourrait être employée comme aliment : les Lapons, dit-on, la font entrer dans leur pain. Les feuilles qui sont la partie active servent dans différentes parties de l'Allemagne à préparer la bière, et les Anglais la font entrer dans l'*ale* et le *porter*. L'analyse de cette plante nous révèle ses propriétés : elle contient un principe amer particulier, fortement azoté, auquel elle doit d'être à la fois tonique, dépurative et nutritive ; une résine verte, de la fécule, de l'acide malique et de l'acétate de potasse, sel fondant, diurétique (qui pousse aux urines), apéritif.

Nous conseillons le trèfle d'eau comme dépuratif, antiscorbutique, antiscrofuleux, vermifuge, contre la goutte, les fièvres intermittentes, les rhumatismes, les maladies symptomatiques de la peau, pour rétablir le flux menstruel supprimé par une cause morbide, c'est le plus important auxiliaire de notre médication interne. Aussi nous l'employons sous forme de tisane, par infusion, 20 grammes pour un litre d'eau ; sous forme de sirop, soit seul, soit additionné d'iodure de potassium, suivant les cas. Le sirop ioduré remplace l'huile de foie de morue pour les enfants ; nous l'unissons par parties égales sous forme de pilules au fer, dont il augmente les propriétés.

Digestion. — On maintient pendant un temps qui peut varier de deux à douze heures, le médicament en contact avec l'eau, à une température à peu près égale, toujours au-dessous de celle de l'eau bouillante.

La tisane de salsepareille, 50 grammes de racine de salsepareille fendue et coupée en petits morceaux pour un litre d'eau ; laissez macérer deux heures.

Salsepareille. — Depuis longtemps employée comme sudorifique et dépurative, la salsepareille est le remède populaire de la syphilis ; sous forme de poudre, nous l'avons vu prescrire contre les rhumatismes à dose très-élevée. Cette racine exotique, d'un prix élevé, nous a toujours paru fort au-dessous de sa réputation, et pourrait, croyons-nous, être avantageusement remplacée par nos dépuratifs indigènes : saponaire, fumeterre, et mieux encore par la menyanthe.

Mousse de Corse. — La tisane de mousse de Corse se prépare, comme celle de salsepareille, à la dose de 20 grammes pour un litre. C'est un excel-cellent vermifuge et même un très-bon dépuratif, en raison de l'iode qu'elle contient.

Décoction. — Cette opération, réservée aux sub-stances qui se laissent difficilement pénétrer et dont les principes sont peu solubles, consiste à faire bouillir pendant quelques heures le médicament avec l'eau.

On prépare par décoction la tisane de gaïac : gaïac, en poudre grossière, 50 gr., eau, 2 litres ; faites réduire à un litre. C'est un excellent dé-puratif.

Lichen. — Le lichen est un médicament très-amer, contenant beaucoup de gélatine ; on le con-seille avec succès comme pectoral. On a l'habitude, avant de le soumettre à la décoction, de le laver à

l'eau bouillante deux ou trois fois pour le débar-
rasser en partie de son principe amer. Nous croyons
utile de conserver au lichen son amertume ; il lui
doit une bonne part de son efficacité qui est réelle.
La tisane de lichen se prépare avec

     Lichen. . . . . 20 grammes,
     Eau.. . . . . . 2 litres.

Faites réduire à un litre.

On sucre convenablement la tisane et on la coupe
avec du lait.

Mousse perlée. — La tisane de mousse perlée se
prépare avec cinq grammes de mousse perlée pour
un litre et demi d'eau ; faites réduire à un litre.

Mousse perlée, fucus crispus, carragahéen, est
une sorte d'algue très-gélatineuse ; contenant un peu
d'iode, comme ses congenères ; nous la prescrivons
avec succès dans les diarrhées, les débilités d'estomac, les toux sèches.

SIROPS. — La solution concentrée, visqueuse,
du sucre dans un liquide, eau, vin, vinaigre, sucs
de plantes ou de fruits, soit pure, soit chargée de médicaments, s'appelle un sirop. Les proportions habituelles sont de deux parties de sucre pour une de
liquide. Cependant, pour les sirops de fruits qui

contiennent déjà du sucre, pour ceux au vin, les proportions de sucre sont un peu moindres.

Nous ne nous étendrons pas davantage sur la préparation des sirops ; il vaut toujours mieux les demander au pharmacien, car ces préparations exigent de l'habitude et des soins particuliers.

Tous les médicaments qu'on peut prendre en tisane et bien d'autres peuvent être prescrits sous forme de sirop.

Sirop de térébenthine et de goudron. — Nous avons préparé un sirop excellent contre les catarrhes de la poitrine et de la vessie, en faisant dissoudre au bain-marie du sucre dans de l'eau de goudron saturée de térébenthine par macération. Ce sirop, d'une saveur agréable, remplace avantageusement ceux de bourgeons de sapins et autres analogues ; les sirops et gelées préparés avec le suc *de coings* sont des préparations alimentaires, hygiéniques, agréablement acidulées et astringentes, que nous prescrivons contre la diarrhée chez les enfants et pour faciliter la digestion chez les adultes. Le *sirop d'écorces d'oranges amères* est un tonique amer très-utile dans les gastrites.

Le sirop *de quina jaune* est un tonique fébrifuge ; les sirops de *douce-amère*, de *saponaire*, de *gentiane*, celui de *menyanthe* surtout, sont d'excellents toni-dépuratifs.

Ipécacuanha. — Le sirop d'*ipécacuanha* est un émétique précieux dans la médecine des enfants; on le fait prendre pur ou mieux délayé dans une infusion de violettes, à la dose d'une grande ou d'une petite cuillerée, suivant l'âge et jusqu'à effet vomitif. Nous conseillons aux mères de famille d'en avoir toujours chez elles. Mélangé à du café noir (une cuillerée pour une petite tasse), c'est un bon remède contre la coqueluche; on l'administre en trois ou quatre fois dans la journée.

Les pastilles d'ipécacuanha, à la dose de 6 à 8 par jour, agissent comme expectorantes et conviennent aux personnes atteintes de catarrhes ou d'asthmes.

Le sirop *de rhubarbe* est un toni-laxatif.

Le sirop *vermifuge*, préparé avec la rhubarbe, la mousse de Corse, le semen-contra, le sené, agit comme toni-purgatif et vermifuge, et réussit habituellement très-bien chez les enfants; on le donne aussi comme apéritif (qui donne de l'appétit).

Le sirop *d'erysimum* composé du codex, *sirop des chantres, sirop de velar* est un excellent incisif et pectoral.

Sirop antiscorbutique (cresson, cochlearia, raifort, orange, canelle, menyanthe, vin blanc), très-employé dans la médecine des enfants contre la mollesse des tissus, les scrofules, le rachitisme ; ce sirop, additionné de quinquina et de gentiane, est une excellente préparation.

TEINTURES. — Les teintures ou alcoolats sont des dissolutions ou macérations de substances médicamenteuses dans l'alcool à différents degrés. On emploie habituellement l'alcool à 35° pour les matières résineuses, et l'eau-de-vie ou alcool à 20° pour les autres.

Les proportions ordinaires sont de une partie de substance pour quatre d'alcool ; la macération est d'une huitaine de jours environ.

Nous ne parlerons que de la teinture d'arnica, qu'il convient d'avoir toujours chez soi.

Teinture d'arnica :
      Arnica fleurs. . .   100 gr.,

Eau-de-vie. . . . 500

Macération 8 jours.

On l'emploie dans les cas de coups, de blessures, de chutes, de contusions ; elle remplace avec avantage les eaux des Carmes, de mélisse, vulnéraire, etc., etc.

A l'intérieur on la prend dans de l'eau sucrée, à la dose de quelques gouttes, dix à vingt gouttes.

A l'extérieur en application, pure quand il n'y a pas de plaie, avec partie égale d'eau le plus ordinairement.

On peut, en additionnant cette teinture de canelles, de girofles, de macis, la rendre plus aromatique.

La plupart des teintures ne doivent être employées que sur prescription médicale.

Quant aux eaux spiritueuses, nous en avons parlé au chapitre *parfumerie ;* nous dirons un mot des élixirs ou liqueurs de table. Bien des personnes nous demandent de leur indiquer des liqueurs hygiéniques, digestives, stomachiques, qu'on puisse prendre, soit avant, soit après le repas ; elles n'osent trop consulter leur goût, ne veulent pas de liqueurs souvent colorées artificiellement, préparées par des personnes peu instruites, ou contrefaçon de produits justement réputés. Nous nous empressons de satisfaire à leur désir.

Certaines liqueurs faciles à préparer se font dans tous les ménages, surtout à la campagne. Nous n'indiquerons pas la manière de les fabriquer ; les dames ont à ce sujet et leur expérience et leurs recettes. Nous nous contenterons d'indiquer celles que nous croyons les meilleures.

Liqueur de brou de noix, faite avec la noix nouvellement nouée, excellent stomachique.

Liqueur de coings, l'une des plus communes, des plus efficaces et des plus agréables.

La liqueur de cassis, préparée chez soi, ou achetée sous la garantie d'une bonne marque de fabrique.

La liqueur de prunelle. Tout le monde connaît le fruit appelé prunelle, pelosse, petite prune arrondie, noirâtre à sa maturité qui n'arrive qu'aux gelées, très-âpre quand il est vert, qui pousse sur un petit arbrisseau épineux au milieu des haies, le *prunus spinosa*, prunellier. On récolte ce fruit à maturité, on dépouille avec soin le noyau de sa partie charnue. On prend une poignée de ces noyaux, on en écrase la moitié, on laisse l'autre entière et on verse sur le tout un litre de bonne eau-de-vie ; après un mois de macération on filtre, on ajoute à la liqueur son poids environ de sirop de sucre, et l'on obtient ainsi une délicieuse liqueur, très-digestive, très-tonique.

Chrême de longévité. — Nous recommanderons encore notre chrême de longévité, liqueur d'un parfum et d'un goût exquis, qui relève les forces, provoque l'appétit, stimule les fonctions organiques et procure un bien-être général. Véritable liqueur de table, on la prend quand on veut par petits verres.

VINS. — On prend des vins rouges, blancs ou liquoreux, appropriés le plus possible à la nature des substances avec lesquels on les veut mettre en contact, et on laisse macérer pendant quelques jours, de huit jours à un mois ; puis on filtre. On contuse, on divise les médicaments avant de les mettre avec le vin, et habituellement, surtout pour les vins peu alcooliques, on arrose les substances avec une demi-verrée d'eau-de-vie environ pour un litre de vin, et on laisse macérer 24 heures avant d'ajouter le vin.

Vin aromatique. — Se prépare avec les plantes
aromatiques : sauge, absinthe, menthe, origan,
thym, hyssope, serpolet, mélangés par parties égales 125 grammes du mélange.

Ce vin, très-employé comme tonique et astringent à l'extérieur, pourrait être conseillé à l'intérieur comme tonique.

Vin de quina. — Vin cordial, stomachique, tonique, fébrifuge, digestif, astringent.

Nous le faisons préparer avec :

Quina jaune. . . . . 40 gr.,
Canelle de Ceylan, écorces
    d'oranges, de chaque. . . . . 5 gr..
Gentiane, menyanthe, de chaque 10 gr.,
Eau-de-vie. . . . . . . , ... 100 gr.,
Bon vin rouge. . . . . 1 litre.

Un petit verre matin et soir.

Vin dépuratif. — *Rob de noix, vin de menyanthe composé.* Nous conseillons sous ce nom un vin
préparé comme suit :

Feuilles de noyer, de menyanthe, de saponaire,
de fumeterre, douce-amère, gentiane, gaïac ; de
chacunes, parties égales ;

Prenez 125 grammes de ce mélange, arrosez-le avec teinture de brou de noix et de menyanthe, environ 60 grammes de chacune ; après 24 heures de macération, versez dessus un litre de vin rouge.

Laissez macérer quinze jours.

Cette préparation fait partie de notre médication interne ; nous la considérons comme un excellent dépuratif et nous l'additionnons souvent d'iodure de potassium.

Nous ne multiplierons pas davantage les formules ; nous en avons indiqué quelques-unes et des meilleures.

Avons-nous besoin d'ajouter, en finissant, que nos savons médicamenteux sont, comme l'indiquent nos étiquettes, des pommades du codex saponifiées ? Nous pourrions au besoin les saponifier toutes, et celles des formulaires et celles qu'il plairait aux médecins de prescrire.

Quant à nos produits de parfumerie, savon et lotions de toilettes, poudre et élixir dentifrice, notre huile pour arrêter la chute des cheveux, etc., il nous suffira de dire que le public, juge excellent des résultats obtenus, les a tous adoptés.

Nous avons fourni notre carrière, cher lecteur. Notre but principal a été de vous faire connaître notre méthode de traitement des maladies de la peau ; les arguments sur lesquels nous nous appuyons, la théorie que nous vous avons donnée sont pour nous irréprochables, mais, comme toute autre thèse ou argumentation, peuvent être sujets à discussion ; les faits sont indéniables ; les résultats ne peuvent être discutés ; nous en appelons aux faits qui nous ont toujours donné raison. Non-seulement, notre méthode est de beaucoup la meilleure, mais elle est la seule qui permette de garantir le succès.

Nous n'avons pas voulu, vous qui jouissez d'une santé parfaite et vous à qui nous l'avons rendue, vous laisser désarmés contre le mal qui peut vous atteindre. Nous avons glané pour vous à travers le vaste champ de l'hygiène, non des théories et des conjectures, mais de bonnes vérités sur lesquelles vous appuyerez votre jugement et d'après lesquelles vous vous dirigerez. Nous vous avons enseigné la médecine préventive et nous vous avons donné des conseils généraux pour le maintien de votre santé.

Nous avons insisté longuement sur la gymnastique, parce que, selon nous, elle fait partie indispensable de l'éducation de la jeunesse, et que nous voudrions, mères de famille surtout, vous persuader

que la gymnastique est le meilleur moyen de fortifier la santé de vos enfants, d'en faire des hommes
robustes et forts.

Nous avons voulu encore vous mettre en garde
contre les entraînements de la coquetterie, jeunes
femmes! Nous vous avons dit notre opinion sur la
parfumerie en général, et nous vous avons montré
le poison sous les fleurs.

Nous n'avons pas voulu avoir de secrets pour
vous; nous vous avons donné nos meilleures formules et nous vous avons appris à faire vos
tisanes.

Nous nous sommes laissés aller à des digressions
qui ne paraissent sans doute guère à leur place
dans ce livre, mais nous écrivons pour tout le
monde, et quand nous avons la main pleine de
vérité, nous ne pouvons nous empêcher de l'ouvrir.
D'ailleurs, il n'est pas inutile, avons-nous dit,
que vous soyez au courant de ces questions pharmaceutiques interminables, car nous espérons en
l'opinion publique pour en faire avancer la solution.

Pour vous, lecteurs, comme pour nous, si notre
œuvre n'est pas sans défaut, vous et nous la ju-
geons utile et méritante, parce que nous nous pla-
çons au point de vue *guérison*.

Nous abandonnons volontiers la forme et les détails à la critique que nous appelons, d'ailleurs, de tous nos vœux, car nos idées comme nos arguments nous les croyons vrais et nous serions heureux de les voir discuter.

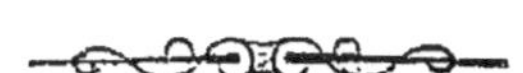

TABLE DES MATIÈRES

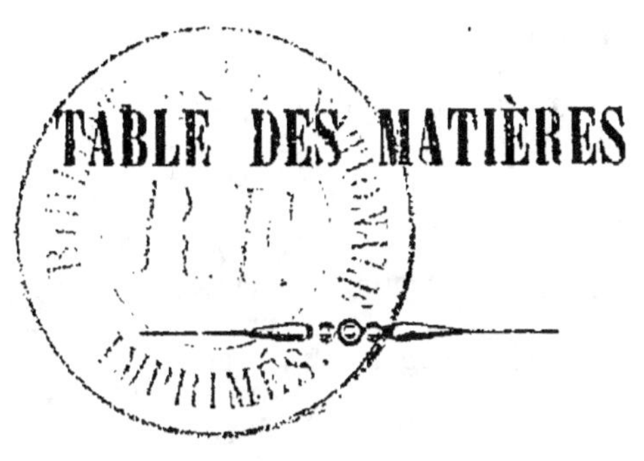